关节松动术实操指南：

缓解疼痛、改善关节活动受限、提升运动功能

[英] 罗伯特·C.曼斯克 (Robert C. Manske)
B.J.莱哈卡 (B.J. Lehecka)
迈克尔·P.雷曼 (Michael P. Reiman)
珍妮丝·K.劳登 (Janice K. Loudon)

著

王悦 韩照岐 译

U0286279

人民邮电出版社

北京

图书在版编目（CIP）数据

关节松动术实操指南：缓解疼痛、改善关节活动受
限、提升运动功能 /（英）罗伯特·C.曼斯克
（Robert C. Manske）等著；王悦，韩照岐译. -- 北京：
人民邮电出版社，2023.6
ISBN 978-7-115-55740-7

Ⅰ．①关… Ⅱ．①罗… ②王… ③韩… Ⅲ．①关节疾
病—物理疗法—指南②关节—运动训练—指南 Ⅳ.
①R684.05-62②G804.32-62

中国版本图书馆CIP数据核字(2020)第267778号

免责声明

本书内容旨在为大众提供有用的信息。所有材料（包括文本、图形和图像）仅供参考，不能用于对特定疾病或症状的医疗诊断、建议或治疗。所有读者在针对任何一般性或特定的健康问题开始某项锻炼之前，均应向专业的医疗保健机构或医生进行咨询。作者和出版商都已尽可能确保本书技术上的准确性以及合理性，并且并不特别推崇任何治疗方法、方案、建议或本书中的其他信息，并特别声明，不会承担由于使用本出版物中的材料而遭受的任何损伤所直接或间接产生的与个人或团体相关的一切责任、损失或风险。

内 容 提 要

对于物理治疗师和运动康复专业的学生和相关从业人员来说，本书是一本全面的关节松动术操作指南。全书共有 4 部分，第 1 部分系统介绍了关节松动术的基础理论知识，第 2 至第 4 部分则分别介绍了颅下颌复合体、脊柱、上肢和下肢等部位的关节松动术操作方法。本书以解剖图覆盖在真人实拍图之上的形式，清晰地展示了人体骨骼位置，通过指示性箭头细致地标注了手法位置和施力方向。此外，本书还提供了患者姿势、临床师姿势、稳定机制、松动术和技术目标等详细指导。书中讲授的关节松动术易于在教室、实验室、诊所和其他专业工作场所中使用，可以有效解决与疼痛、功能障碍和关节活动受限相关的各种肌肉骨骼问题。

◆ 著　　　［英］罗伯特·C.曼斯克（Robert C. Manske）
　　　　　　B.J. 莱哈卡（B.J. Lehecka）
　　　　　　迈克尔·P.雷曼（Michael P. Reiman）
　　　　　　珍妮丝·K.劳登（Janice K. Loudon）

　　译　　　王　悦　韩照岐
　　责任编辑　裴　倩
　　责任印制　周昇亮

◆ 人民邮电出版社出版发行　　北京市丰台区成寿寺路 11 号
　　邮编　100164　　电子邮件　315@ptpress.com.cn
　　网址　https://www.ptpress.com.cn

　　三河市君旺印务有限公司印刷

◆ 开本：700×1000　1/16
　　印张：17　　　　　　　　　　2023 年 6 月第 1 版
　　字数：409 千字　　　　　　　2025 年 5 月河北第 7 次印刷

著作权合同登记号　图字：01-2018-7363 号

定价：128.00 元

读者服务热线：(010)81055296　印装质量热线：(010)81055316
反盗版热线：(010)81055315

在线视频访问说明

　　本书提供部分松动术操作视频，您可以通过微信"扫一扫"，扫描本页的二维码，关注人邮体育企业微信号，回复关键词"55740视频"后，获取视频访问链接。

前言

本书旨在就关节短幅冲刺动作与非短幅冲刺动作，为物理治疗预科课程和整骨医疗课程的教育工作者和学生，提供一本有据可依的综合性教材。本书是专门为那些想治疗患有肌肉、骨骼、关节疼痛和功能紊乱的患者，而学习物理治疗预科课程与整骨医疗课程的物理治疗师、整骨医生、教育工作者和学生编写的。本书讲授的相关技术都易于在教室、实验室或专业的工作场所使用。本书为读者提供了对正在经历疼痛、关节活动受限、关节功能紊乱等各种肌肉骨骼病症的患者，在临床应用中开展关节短幅冲刺动作与非短幅冲刺动作的证据和理论。关节松动术与操作治疗术已经践行40多年了。这种关节松动术与操作治疗术是一种被美国大多数理疗项目采用的治疗术，也是在临床实践中最易得到理解和应用的技术之一。本书为读者呈现了一种直接的方法，其依据是传统的解剖结构与功能，还有目前的研究证据。

本书提供了支持使用关节松动术、操作治疗术以及徒手治疗的各种文献的综合概览，还对相关文献、概念和理论做了补充说明，以帮助读者理解关节短幅冲刺动作与非短幅冲刺动作是如何减轻病痛，并令患者重获正常的关节功能的。本书将向读者介绍如何确认关节运动学性质的关节功能失常，以便使用关节松动术/操作治疗术加以治疗。此外，本书还为渴望有所作为的物理治疗师讲解了各种可用于治疗常见肌肉骨骼病症的易于应用的方法。

这本书的独特之处在于解剖图覆盖在展示临床技术的图片上。它们可以更好地为读者呈现技术目标的视觉化效果，还可以指导临床师手的摆放与操作流程。大部分章节都配有相关的临床小贴士，以加深读者对技术的领会。

第1部分介绍了关节松动术与操作治疗术背后的科学常识，包括各种适应证、关节运动学概述和其他信息。第2部分描述了针对整段脊柱和颞下颌关节的松动术与操作治疗术。第3部分详述了针对上肢的松动术与操作治疗术。第4部分阐述了针对下肢的松动术与操作治疗术。最后，附录展现了26种自主松动术。我们希望通过对这些技术进行清楚、富有条理的描述，令所有读者及其所治疗的患者获益。

致谢

本书起初是几位作者为各自的理疗课程所写的讲义资料，多亏了人类运动出版社的乔希·斯通（Josh Stone）和阿曼达·尤因（Amanda Ewing）给予的帮助与指导，使本书成为更有价值的教材。没有他们提供的编辑工作，就根本不可能有现在展现在我们面前的这本书。我们还想感谢海迪·里克特（Heidi Richter），她出色地绘制了这本书中相关图片的解剖学图解。这些图解是本书非常关键的组成部分，因为读者能够通过它们更好地领会关节松动术与操作治疗术。

我们还想感谢所有帮助我们开发出编写本书所必需的技术的导师、学生和管理人员。

最后，还感谢我们的家人和朋友，他们允许我们牺牲一部分陪伴他们的时间来编写本书。

目录

疗法速览

第 **1** 部分

导　论

本书的第1部分包括第1章和第2章。第1章描述了关节松动术与操作治疗术的常识，第2章介绍了相关的应用指导。第1章详细地介绍了该领域中普遍采用的关节松动术与操作治疗技术的原理，包括临床师对患者应用关节松动术与操作治疗术时的原理。理解这些基本原理是读者应用后续各章概述的各种技术的关键。第1章总结了各种针对关节松动术与操作治疗术提出的机制。

第2章提供了与关节松动术和操作治疗术的应用相关的总体指导意见。这些指导意见主要包括以下各方面的细则：关节行为（关节运动学）评估、关节末端感觉评估、关节囊模式描述以及相对的非关节囊模式的描述。本章还涉及关节松动术的指标、变量以及应用时长。最后，本章为读者描述了各种注意事项、适应证与禁忌证。

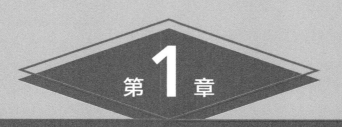

第1章

关节松动术与操作治疗术的科学常识

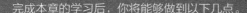

学习目标

完成本章的学习后，你将能够做到以下几点。

- 明确与关节松动术、操作治疗术相关的基本概念。
- 描述关节松动术与操作治疗术的原则。
- 阐述凹凸定律。
- 描述骨运动学动作与关节运动学动作。
- 在治疗某种肌肉骨骼病症时，明确使用（关节）松动术与操作治疗术所预期达到的效果。

为了给患者提供适当的治疗，临床师们必须要理解关节松动术与操作治疗术的基本概念与原则。本章介绍了临床师所需要的基本信息，以便他们能够确定因关节囊结构受限而导致关节活动受限的患者并采用合适的治疗措施。因此，本章就充当了本书的导论，本书的主旨是展示并描述用于恢复关节的被动附属运动的各种松动术。

健康的关节可以在固有的活动度下进行运动。发生在滑膜关节表面的运动造成了一种刺激从而产生了滑液，这种滑液滋养了关节盘、半月板、软骨等关节结构。关节的正常运动让各种关节囊结构得以滑动起来，从而有助于维持其形态与结构。关节僵硬或关节的正常运动减少会导致各种负面生理效应的出现。这些负面生理效应包括脂肪浸润、关节粘连以及关节囊、韧带和肌腱等组织发生生理变化。

历史与立法

徒手治疗方法的起源可能早于现有历史记载。人类曾寻求过涉及牵引、关节松动术、关节操作治疗术，或是以上方法的结合等多种肌肉骨骼治疗方法。过去，物理治疗师将关节牵引和松动术纳入其常规临床实践的一部分。随着基础医学科学和有关肌肉骨骼系统知识的发展，这些病症的治疗方法也在不断发展。

在美国，关于支持使用（关节）松动术，特别是操作治疗术方面的立法正在发生转变。目前，相关立法是因州而异的，要求物理治疗师们要始终跟上其所在州对关节松动术和操作治疗术方面的指示，以确保其操作符合规定。在几个州，目前的立法正受到挑战。

松动术与操作治疗术

关节松动术也叫作关节的非短幅冲刺动作操作治疗术，是一种针对附属关节活动受限的治疗方法。这是在关节结合部位开展的被动运动治疗方法。根据《物理治疗师操作指导》（ Guide to Physical Therapist Practice），操作治疗术与松动术（这两个词）可互换使用，操作治疗术（松动术）被定义为"使用不同的速度与振幅让关节和/或相关软组织进行被动运动，包括低振幅快速的治疗性动作"[美国物理治疗协会（ APTA, 2017 ）]。物理治疗师们一般会使用徒手、被动性的操作治疗术和松动术来治疗附属关节活动受限，纠正功能障碍的运动模式，恢复关节动作或活动度，同时/或者减轻与关节结构有关的疼痛（ Barak, Rosen & Sofer, 1990 ）。对患者来说，这些被动治疗大体上是完全可以耐受且不会令其不适。本书所展示的绝大多数治疗技术是只针对关节的某一特定节段或部位的局部关节松动术——与之相对的是区域性关节松动术，即操作治疗术的应用不限于一个局部、节段或部分（ Maher & Latimer, 1993 ）。

国际骨科手法物理治疗师协会（ International Federation of Orthopaedic Manipulative Physical Therapist, IFOMPT ）给出了下面这两个定义。

• 操作治疗术：一种在关节复合体的解剖学结构限制内，对其开展的被动、高速、低振幅的短幅冲刺动作手法，旨在恢复（关节的）理想的运动状态与功能，同时/或者减轻疼痛。

• 松动术：一种徒手治疗技术，包括以不同的速度和振幅，运用连续且熟练的动作使关节复合体进行被动运动，这些动作可能包括低振幅高速治疗性动作（操作治疗术），旨在恢复（关节的）理想的运动状态与功能，同时/或者减轻疼痛。

稍显复杂的是，业内其他人员用短幅冲刺动作操作治疗术这个词来指代国际骨科手法物理治疗师协会所定义的操作治疗术，用非短幅冲刺动作操作治疗术作为国际骨科手法物理治疗师协会所定义的松动术的同义词（ Rushton et al., 2016 ）。

在做进一步探究之前，这两个基本概念必须要得到完全的吸收、理解。松动术往往是用来增大（关节的）活动范围。活动范围包括通常在一个基本运动平面内开展的生理性的主动或被动运动。基本的运动平面包括屈曲伸展、内收外展、内旋外旋。任何人都可以看到关节的骨运动学动作。例如，当一个人耸起肩膀时，没有受过相关专业学习的人也能看到这个耸肩动作。骨运动学动作有时也称作经典运动、生理运动或传统运动。通过练习，这些动作甚至可以通过测角仪进行精确测量。骨运动学动作可以通过自主控制主动进行，也可以通过其他人被动发生。比骨运动学动作复杂得多的一种动作是关节运动学动作，这是一种在骨骼末端的关节处独立进行的实际动作。这种动作不会产生在关节处的较大的骨运动学动作。关节运动学动作被认为是一种附属运动，并不受自主控制。这些动作是成对的关节面所特有的运动（ Barak, Rosen & Sofer, 1990; Wooden, 1989 ）。骨运动学动作和关节运动学动作将会在"关节运动"一节详细介绍。

关节联合度与位置

关节联合度指的是两个相对的关节面的接触面的大小。对一个具有联合度的关节而言，关节的两个表面非常接近，并以相对较大的面积紧密贴合（MacConaill & Basmajian, 1969）。在滑膜关节中，两个骨表面的末端往往覆盖着透明的关节软骨。如果关节面呈凸状，则往往有更多的关节软骨位于其中间，而在凹状的关节面上，则有更多的软骨位于其边缘。当两个关节面都较为平坦时，具有更大的表面积的一侧应当被视为凸状面（Barak, Rosen & Sofer, 1990）。与在松弛位或静止位时相比，处在紧张位时的关节有着更大的联合度。当关节处于紧张位时，关节面是对齐的，关节囊结构和周围的韧带是拉紧状态且关节的回旋空间最小。这是关节最为稳定的位置，通常会在这个位置测试韧带和关节囊的完整性。然而，由于在这个位置上关节活动会受限或无法进行，所以在关节松动术中不采用该位置。由于紧张位是一种稳定的位置，所以没有必要在这个位置上开展关节松动术。例如，当膝关节或肘关节完全伸展时，其便处于紧张位。在这个位置上，这些关节是极为稳定的，关节面几乎不会发生被动动作。

当手指完全伸直时，指骨就是处于紧张位的。在这个位置上，关节囊和侧副韧带被拉紧，使关节很少或不发生被动运动。在这个位置上开展关节松动术将是没有用处的，因为一旦关节处于紧张位后，就不会再进一步伸展了。

任何非紧张位的位置都是松弛位。在各种松弛位中，休息位是关节囊和韧带最为放松和松弛的位置。这一位置使关节能做最大限度的运动，因而是测试被动移动性的最佳位置。同样还是用指骨来作为参考对象，松弛位就是关节轻微屈曲的位置。这也是疼痛、僵硬、功能异常的

关节可能最容易运动的位置。然而，如果限制关节只能在休息位进行运动，那么其运动能力就会变得极为有限，甚至会引起关节强直。

关节运动

运动不受限的关节可在其活动范围内自如地运动。如前所述，骨运动学动作是在人的自主意识下做出的，并且是肉眼可以轻易察觉到的。相比之下，关节运动学动作发生在关节层面，不太容易被肉眼观察到。关节运动学动作涉及两个关节面的运动，是不受自我意愿控制的。关节的这些"附属"运动——被称为滚动、滑动、旋转——是关节完整而不受限制地完成动作的前提。滚动类似于轮胎在路面上的运动。关节在滚动时，关节的一个新部位，在关节的活动范围内运动时，会与对侧的关节面接触。滑动类似于刹车时轮胎在冰面上的滑行。此时，运动中关节的一个部分，会与另一侧关节面的多个点接触。旋转则是相关的关节面围绕着另一个关节面旋转或转动，类似于小孩转陀螺。

凹凸定律

人体中大多数的滑膜关节表面都是非凸即凹，尽管个别情况下，关节表面非上述两种形态（Wooden, 1989）。凸状结构的一个例子便是肱骨头，而凹状结构的一个例子则是关节盂。在某些情况下，并不总是可以轻易地断定关节的哪一部分为凸状结构，哪一部分是凹状结构。在这些关节面形状为非凸凹结构的情况下，关节当中通常总是有一个盘状物或结构可以使用，即改变关节的轮廓，使其变得更加紧凑。

凹凸定律被用来描述发生在一个不受限制的正常运动着的关节中的关节运动学动作（图1.1）。凹凸定律中的一条规则说明："当（关节的）凹面结构静止而凸面结构运动时，关节的滑

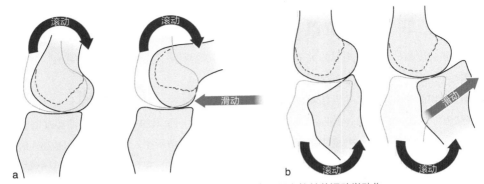

图1.1 a. 凸面在凹面上的关节运动学动作；b. 凹面在凸面上的关节运动学动作

动方向与骨骼的运动方向相反"（Barak, Rosen & Sofer, 1990, p. 202）。与此相反，第二条规则表明："当凸面结构静止而凹面结构运动时，关节的滑动方向与骨骼运动方向相同"。不过，值得一提的是，一些发现表明，第二条规则在临床使用中是有局限性的。数项研究表明，盂肱关节并不总是像一个球窝关节那样运动，而是（在症状期间）时常只能进行平移运动（Baeyens et al., 2001; McClure & Flowers, 1992），因此按照此规则进行的（关节）松动术可能还需批判性的考量（Johnson, Godges Zimmerman & Ounanian, 2007）。存在有力的数据支持这样的说法，即上述平移运动过程在膝关节和踝关节的运动中也可预见（Frankel, Burstein & Brooks, 1971; Sammarco, Burstein & Frankel, 1973）。

松动术与操作治疗术的效果

临床师主要在两种情况下会使用关节松动术与操作治疗术：关节疼痛与关节松动不足。松动术与操作治疗术的效果主要有3种：力学效果、神经生理效果以及心理效果。

力学效果

关节松动术的力学效果指的是正常的关节运动能力或活动范围的恢复。这包括关节囊以及韧带和肌腱等其他软组织结构的延展度与活动度的恢复。在受伤和制动后，软组织可能会短缩并限制关节的整体活动度，必须要对（软）组织施加足够的力才能产生力学效果。强度更高的松动术使活动受限制的关节恢复其运动能力，从而来提升该关节的活动度。力学效果的另一个理论依据是关节滑膜层卡压的释放。关节滑膜层卡压可能包括由小关节卡压在关节软骨中的凹槽，从而导致关节锁定；也可能是部分关节滑膜层脱落并游离形成的卡压所造成的关节锁定（Lewitt, 1985）。这些（受卡压的）关节盘可能会成为极其痛苦的功能障碍来源。好在无论是关节间隙扩展还是施加等长的侧向推动关节面的动作，理论上都可以解决这个功能障碍，其结果可能是立刻减轻疼痛并改善关节运动。当前的研究证据仅支持对运动定量研究中的短暂性生物力学效果（Colloca et al., 2006; Coppieters & Alshami, 2007; Coppieters & Butler, 2007; Gal et al., 1997），但不支持长时间的位置变化（Hsieh et al., 2002; Tullberg et al., 1998）。因而，应当着重考虑神经生理方面和心理方面的效果。

神经生理效果

已经有报道称，对关节松动术与操作治疗

术的运用会产生局部和远端的神经生理效果（Bialosky, Bishop & Bialosky, 2009; Bishop, Beneciuk & George, 2011; Coranoda, Gay & Bialosky, 2012; George, Bishop & Bialosky, 2006）。当对脊柱部位开展松动术或操作治疗术时，这些效果会变得尤其明显。脊柱的软组织高度受神经支配，可向中枢神经系统提供大量输入信号（Groen, Baljet & Drukker, 1990）。这种输入信号可以有多种来源，如I型和II型机械感受器，还有存在于颈椎小关节和颈椎肌梭中的自由神经末梢。类似的机制也可见于脊柱的其他部分，但在颈椎以下的其余各段脊柱中，神经末梢的数量可能会更少，且连贯性也较低（McLain & Pickar, 1998）。松动术或操作治疗术中的相关动作，将会启动这些接收器，从而给中枢神经系统提供输入信号。这些神经接收器位于脊髓近端，在脊髓的腹角和背角中形成突触，从而传递本体感受信息和伤害感受信息（Bolton, 1998）。

动物和人体模型都表明，中脑的导水管周围灰质区域是控制内源性镇痛作用的关键（Cannon, Prieto & Lee, 1982; Hosobuchi, Adams & Linchitz, 1977; Reynolds, 1969）。导水管周围灰质区域是与一套复杂的系统网络相互协作的，这一套系统包括伤害感受系统、自主神经系统以及运动系统。另外已被证明是来自关节、肌肉和肌腱的I型和II型机械感受器把信号传送到导水管周围灰质区域（Yezierski, 1991）。对有症状和无症状的实验对象进行操作治疗术后的交感神经与痛觉缺失的反应表明，脊柱操作治疗术会通过机械感受器产生神经生理反应（Wright, 1995）。这些效果主要是通过刺激中脑到脊髓的中枢神经系统中的下行疼痛抑制系统而实现。

"关于接受松动术与操作治疗术治疗后，是否会产生疼痛缺失感"这一话题依然存在争议。有些人认为松动术或操作治疗术可能会刺激神经系统受体部位结合的内源性阿片肽的释放，这种肽会附着在神经系统的接收器处，从而产生阵痛作用。弗农（Vernon）与同事们发现，血浆β内啡肽的含量水平在施加操作治疗术后会升高，但仅在15分钟后就会回到正常水平（Vernon et al., 1986）。该发现仍然存在争议，因为其他人并未成功地证明与对照组相比，这些内啡肽水平有升高（Christian, Stanton & Sissons, 1998; Sanders, Reinnert & Tepe, 1990）。

神经生理效果可能还包括促进一种肌肉激活模式的改变，在这种肌肉激活模式中，运动系统可能会被抑制。松动术和操作治疗术对肌肉的抑制能力，可能会因临床师的技术、患者的疼痛部位和性质而异，甚至取决于松动术与操作治疗术所针对的肌肉。如果松动术或操作治疗术对肌肉产生了影响，那么，神经生理效应很可能会出现在目标关节或区域，以及远端受共同神经支配的区域。开展松动术或操作治疗术所希望达到的效果是，促进那些辅助神经肌肉控制的深层稳定肌的使用，抑制那些会增加关节或某一节段紧张度的浅层原动肌，这些原动肌可能会因为增加了对关节或节段的保护而感到疼痛。

心理效果

至少以脊柱为例来看，表明开展操作治疗术后能改善心理表现的研究证据有限。在一个荟萃分析中，威廉姆斯、亨德利、刘易斯和他们的同事（Williams, Hendry, Lewis et al., 2007）分析了脊柱操作治疗术相关的129项随机对照试验，并确认了其中有12项研究报道了开展脊柱操作治疗术有一定的心理疗效。这些研究表明，与言语干预相比，脊柱操作治疗术可能会改善心理表现。此外，其他变量，如临床师和患者的期望值也可能对症状改善的程度起到一定作用（Cross et al., 2015; Riley et al., 2015）。那些持积极态度并希望干预措施会有帮助的人似乎能获得较好的效果。

支持关节松动术的研究证据

第3~13章结尾的表格列出了可以获得的对相应章节所讨论身体部位采用松动术或操作治疗术的支持性研究证据。读者们因而能够清晰地推导出相关研究的水平和质量，包括所讨论的受试者或研究数量、疗效测量以及研究结果的概述。这些表格中的相关研究证据可用来帮助填补临床实践与有益证据之间的不足。对某些身体部位而言，高质量的研究证明了徒手治疗方法的有效性。而对另一些身体部位而言，支持徒手治疗方法的研究证据较少或不存在。

小　结

理解关节松动术与操作治疗术的基本概念对于理解这些技术的重要性而言，是必不可少的。多种方法的松动术与操作治疗术让临床师们可以使用他们认为能在治疗肌肉骨骼病症中发挥最理想效果的方法。理解关节运动的不同类型——既有自主（骨运动学的）动作也有非自主的附属（关节运动学的）动作，对合理运用之后各章所描述的很多技术而言颇为重要。关节松动术与操作治疗术将为应用这些技术的人创造多种类型的效果。随着松动术与操作治疗术研究的继续推进，我们对这些技术所带来效果的理解也将不断完善。

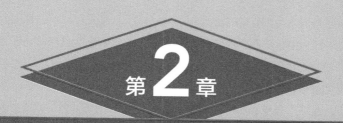

第2章

总体应用指导

学习目标

完成本章的学习后，你将能够做到以下几点。

◆ 阐述常规检查步骤、关节的末端感觉和关节囊模式与徒手治疗方法之间的关系。

◆ 描述关节短幅冲刺动作与非短幅冲刺动作临床应用的各项指标，包括剂量和其他变量。

◆ 明确各种适应证和禁忌证，以及应用短幅冲刺动作和非短幅冲刺动作要考虑的其他安全因素。

在运用第3~13章中的技术前，必须要理解关于关节运动、关节囊、短幅冲刺动作和非短幅冲刺动作的各项指标，以及短幅冲刺动作和非短幅冲刺动作的各种适应证和禁忌证的几个基本常识。临床师应当非常了解关节的末端感觉，包括正常和非正常的末端感觉。他们应当要了解目标关节的关节囊模式，以帮助他们选择合适的短幅冲刺动作和非短幅冲刺动作。另外，为患者的安全着想，临床师还必须针对本书中所描述的各项技术，筛查注意事项和禁忌证情况。

常规检查

只有在进行了彻底的主观、客观检查后才能进行针对关节的短幅冲刺动作和非短幅冲刺动作。这些初步的检查可指导临床师为患者找到适合的短幅冲刺动作与非短幅冲刺动作。主观检查应在客观检查前进行，它可以为临床师提供一份有关潜在患者诊断结果的列表。在主观检查阶段，临床师应当要查明患者之前是否为了治疗损伤而接受过短幅冲刺动作或非短幅冲刺动作。如果接受过，那么所采用的技术、由谁实施以及治疗结果等方面的详细信息将帮助指导随后的治疗。为了获得理想的治疗结果，临床师和所采用的治疗方法应该令患者满意。主观检查是临床师开始与患者建立友好关系并发掘何种技术最适合患者的理想阶段。

客观检查有助于确认主观检查得到的结果，并进一步缩短潜在患者诊断结果的列表。它往往包括角度测量、徒手肌肉测试或其他肌肉测试，特殊测试以及触诊。主动和被动活动范围之间的角度测量，让临床师能够区分肌肉限制导致的局限性与关节囊紧张或其他解剖结构限制所导致的局限性。肌肉测试尽管不直接与短幅冲刺动作或非短幅冲刺动作相关，却可以告知临床师哪些是感到疼痛、受到激惹或遭到其他伤害的肌肉组织。类似于在触诊期间搜集到的信息，肌肉测试期间得到的信息可能会在本书描述的各项技术中指导临床师的手的摆放与患者的体位。经过挑选的特殊测试可专门用来确定关节运动学动作是否受限，以及是否有必要采用短幅冲刺动作或非短幅冲刺动作。最后，如果在特殊测试或角度测量时，未评估关节的关节运动学状况，那么就应当使用客观检查中的触诊环节，来了解目标关节和患者损伤处周围部位的关节运动学状况。只有在上述流程都开展后，临床师才能决定是否有必要采用短幅冲刺动作或非短幅冲刺动作。

末端感觉

整骨治疗博士詹姆斯·西里亚克斯（James Cyriax）最早提出了末端感觉这个概念。他用这个词来描述临床师在（患者的）关节活动范围达到极限时所感受到的阻力（Cyriax, 1975）。多种末端感觉都得到了描述，包括正常的末端感觉（骨骼感、软组织靠近感、组织牵拉感），以及非正常的末端感觉（肌肉痉挛感、关节囊感、弹性阻拦以及松弛感）（Reiman, 2016）。骨骼和软组织靠近的末端感觉，如肘关节伸展和肘关节屈曲时分别会有的感觉，不为短幅冲刺动作和非短幅冲刺动作的目标效果。

组织牵拉的末端感觉类似于非正常的关节囊末端感觉，唯一不同的是，后者是在一个意料之外的位置存在停滞。关节囊末端感觉通常要比组织牵拉末端感觉要厚实，并往往伴随着正常关节活动范围的减小。关节囊末端感觉是短幅冲刺动作和非短幅冲刺动作所针对的目标。

据推测，如果关节活动受限是由关节囊的紧张引起，那么短幅冲刺动作和非短幅冲刺动作将帮助关节的末端感觉和活动范围恢复正常。

肌肉痉挛末端感觉（如痉挛）或是松弛末端感觉（由于疼痛而导致活动受限）会妨碍临床师开展短幅冲刺动作和非短幅冲刺动作或至少会大大影响它们的效果。物理因子疗法以及其他放松或舒缓疼痛的方法，可能有助于临床师帮助患者减弱肌肉痉挛或松弛末端感觉，以便进一步评估关节的末端感觉以及适合患者的短幅冲刺动作或非短幅冲刺动作。

关节囊模式

西里亚克斯博士还提出了关节囊模式这一概念（Cyriax, 1975）。关节囊是由纤维状的结缔组织构成的，它可以帮助维持滑膜关节的完整性。直接影响到关节囊的相关损伤会导致疼痛和被动运动范围的丧失，这种可识别的模式被称为关节囊模式。如西里亚克斯博士所定义的，每一个活动关节都有一个特有的且可复制的关节囊模式。例如，盂肱关节的关节囊模式就是较大程度的外旋功能丧失后，外展和轻微内旋能力变弱。

有了关节囊模式方面的知识就可以通过判断限制运动的组织来提高诊断能力。这种模式可能是关节炎或任何类型的影响关节囊和滑膜的关节炎中发生的关节囊短缩的结果。只影响滑膜的急性病症会令关节囊的活动受限，这是因为肌肉痉挛会保护关节囊。长期制动也可能会导致关节囊短缩，还会限制关节囊的运动。

关节囊模式是建立在理论基础之上的，对某些关节而言，关节囊模式可能是不同或不一致的（Dutton, 2004）。在一群由70名膝关节炎患者组成的研究对象中，哈耶斯（Hayes）和同事们发现，大多数研究对象并未表现出典型的膝关节关节囊模式（Hayes, Petersen & Falconer, 1994）。

非关节囊模式是不遵循典型关节囊模式的关节活动受限。临床上，这种运动能力的丧失是由关节囊以外的其他结构导致的，如滑囊或撕裂的半月板。

关节短幅冲刺动作与非短幅冲刺动作的临床应用

适用于关节短幅冲刺动作与非短幅冲刺动作的各项指标存在较大的差异性。各种技术的力度、频率和振幅，会因患者、临床师和关节等因素的不同而有巨大的差异。例如，选定的患者可能只能在较短的时间内耐受较小的非短幅冲刺动作所带来的力与振幅。如果存在较为明显的疼痛，则应当用相对较小的振幅和力进行非短幅冲刺动作。梅特兰（Maitland）描述了四个等级的非短幅冲刺动作（图2.1）（Maitland, 2005）。一级和二级分别是低振幅的非冲刺动作和高振幅的非冲刺动作，它们不会达到关节可达到的关节运动学的活动范围极限。这两个等级大体上是针对关节疼痛和比较担心接受非短幅冲刺动作的患者。三级和四级分别是高振幅非冲刺动作和低振幅非冲刺动作，它们会达到关节可达到的关节运动学活动范围的极限。这两个等级大体上是用来提升关节运动学动作能力。

关于非短幅冲刺动作的力度、频率和振幅的建议，会根据接受非短幅冲刺动作的关节的不同而有所差异。例如，就腰椎而言，有研究证据表明，四级非短幅冲刺动作的平均力度为90~240牛（Snodgrass, 2006）。而对膝关节而言，四级非短幅冲刺动作的平均力度似乎在30~78牛（Pentelka et al., 2012）。对膝关节和髋关节这样的较大的关节而言，除了用手去感知关节的移动外，临床师们还应该能够从视觉上去理解关节运动学动作。这种观察方法对颈椎这样的较小关节而言，显得更加富有挑战性。

关节非短幅冲刺动作的频率，有人估计临床师以每秒1~1.5次的速度施加振荡动作（Snodgrass, 2006）。曾经有人建议，至少要做4组每组60秒的振荡动作才能实现腰椎处的镇痛效应（Pentelka et al., 2012）。不过，临床师们应该根据情况调整其徒手治疗技术的频率和持续时长，以满足患者的需求。

安全与受伤风险

如果没有正确施展技术或是所用技术不适用于患者，临床师想要通过治疗以帮助患者，就可能会导致患者受伤。临床师在临床课程中花费了大量时间在关节松动术上，是因为要完善技术并尽可能减少患者受伤的概率。如果使用技术得当，关节松动术是非常安全的（Stevinson & Ernst, 2002）。

一个引人关注的问题是针对上段颈椎开展的脊柱操作治疗术。尽管使用率较低，但针对该解剖部位的操作治疗术却多次与严重的不良事件相关联（Ernst, 2007）。这类可以撕裂椎动脉内膜的操作治疗术是一种高速的旋转技术，它可导致患者中风甚至死亡。

就禁忌证情况和注意事项对患者进行筛查可最大限度地减少受伤的概率。另外，在开展关节松动术/操作治疗术前，患者应知情并同意接受该治疗。

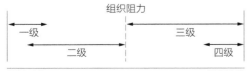

图2.1　梅特兰动作分级

短幅冲刺动作与非短幅冲刺动作的禁忌证与注意事项		
禁忌证	马尾综合征	注意事项
骨瘤	突然呕吐、恶心或眩晕	炎症性关节炎
骨感染	椎基体动脉供血不足	轻微的骨质疏松
骨折	颈动脉病症	椎间盘突出
脱臼	主动脉瘤	脊柱前移
软骨病、骨质疏松症	易出血的体质	关节过度活动或韧带松弛
骨骼发育异常或骨融合	心绞痛	高血压
近期做过手术或是术后愈合	未经治疗的心功能不全	严重的退行性关节病症
长期服用皮质类固醇类药物	心境恶劣	严重的脊柱后凸或脊柱侧弯
类风湿性关节炎	急性腹痛	系统性感染
韧带撕裂或不稳定		对冲刺动作技术的心理依赖
急性脊髓病		疼痛与心理因素的叠加
脊髓压迫症		

短幅冲刺动作与非短幅冲刺动作的禁忌证与注意事项

临床师在评估患者的情况时必须要保持警惕，以确保患者是否适合接受短幅冲刺动作或非短幅冲刺动作操作。这里描述的禁忌证与注意事项并不全面，因此临床师应在进行徒手治疗方法前筛查患者的禁忌证与注意事项。

在对脊柱开展短幅冲刺动作或非短幅冲刺动作之前，临床师应筛查下列这些可能需要将患者转诊的危险信号：癌症病史、明显的创伤、骨折、发热、使用过类固醇或持续疼痛。颈动脉病症或椎动脉供血不足所特有的危险信号包括：头昏、跌倒发作、吞咽困难、构音困难、复视、共济失调、面部麻木、恶心，以及眼球震颤。

在有不稳定骨折、骨瘤、传染病或骨髓炎的部位，应避免开展操作治疗术。对患有骨质疏松症、类风湿性关节炎、椎间盘病症、脊柱不稳定或怀孕的患者开展短幅冲刺动作和非短幅冲刺动作松动术时，应当要小心谨慎。另外，如果患者健康状况似乎堪忧，或是畏惧徒手治疗技术，那么临床师则应根据情况调整治疗方法，以确保治疗安全。短幅冲刺动作和非短幅冲刺动作的许多禁忌证和注意事项，都列在本页上面的栏目中（Puentedura & O'Grady, 2015）。

小 结

在对患者开展治疗前，应当首先了解短幅冲刺动作和非短幅冲刺动作的总体应用指导原则。主观检查和客观检查会帮助临床师选择治疗技术。进行检查后，临床师应当对患者的病理与受影响关节的关节运动学情况有所了解。随后可以采用各种参数来指导开展短幅冲刺动作和非短幅冲刺动作。在开展本书中的各项技术时，临床师应当重视相关的注意事项、禁忌证以及其他安全问题。

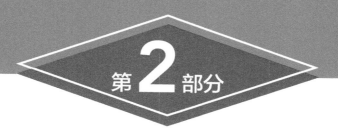

第**2**部分

颅下颌复合体、脊柱的松动术与操作治疗术

第2部分共4章，描述了针对颞下颌关节以及脊柱各节段（颈椎、胸椎、腰椎）和骨盆的短幅冲刺动作与非短幅冲刺动作。在考虑对人体中轴骨骼开展各项技术时，临床师应当先熟悉导论各章中提到的信息，如短幅冲刺动作与非短幅冲刺动作的一般概念，适应证以及禁忌证。第3章介绍了经常要用到的针对颞下颌关节的多种非短幅冲刺动作。第4章介绍了针对颈椎的短幅冲刺动作与非短幅冲刺动作，考虑到颈椎在解剖结构上的差异，该章分别描述了专门针对上段和下段颈椎的技术。第5章介绍了胸椎，包括对胸椎采用的普通短幅冲刺动作，还介绍了对肋骨采用的技术。第6章则描述了腰椎和骨盆的相关内容。该章描述了针对腰椎和骨盆的各种短幅冲刺动作与非短幅冲刺动作，还介绍了针对耻骨和髋骨的技术。

本部分还包括对相应技术的专门指导，这些指导都带有详细的图解照片，以帮助临床师们提高技术精确度。所描述的治疗技术包括多种姿势。为了那些难以实现某一姿势的患者，部分姿势有所调整。每章末尾的表格中均包含了目前支持相关技术的研究证据。

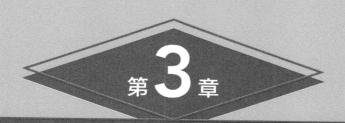

颞下颌关节

颞下颌关节——或称为颅下颌关节——是一个位于下颌骨和颞骨之间的滑膜关节。颞下颌关节可能是人体当中使用最为频繁的关节。因此，颞下颌关节的功能障碍可能会造成麻烦，给日常生活中简单的活动带来不便。另外，颞下颌关节的功能与颈椎的功能密切相关，反之亦然。

解剖结构

下颌骨通过韧带悬挂在颅骨两侧的颞骨下方（图3.1）。每一个颞下颌关节都由关节盘分成上关节空间与下关节空间。关节盘是一个占据着下颌骨髁突和下颌关节窝之间的空间的纤维状软骨结构。每个关节空间都有一个独立的关节囊及滑膜衬里。下关节由下颌骨髁突和关节盘的下表面组成。它与颞骨的关节连接是通过关节盘间接实现的，并且与关节盘及颞骨一起形成了颞下颌关节。下关节空间的功能是充

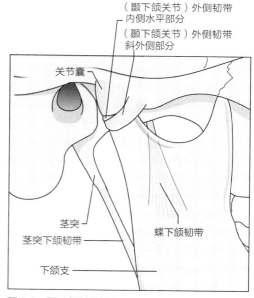

图3.1　颞下颌关节的各个韧带

当枢纽（铰链）关节，而上关节空间则被归类为微动型（平面）关节。

翼外肌（图3.2）是负责打开下颌（下颌前

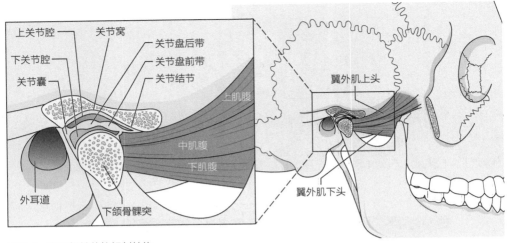

图3.2 颞下颌关节的解剖结构

突）的主要肌肉，咬肌和颞肌（图3.3）则是负责关闭下颌（下颌后缩）的主要肌肉。咬肌和颞肌也是咀嚼时用到的主要肌肉。

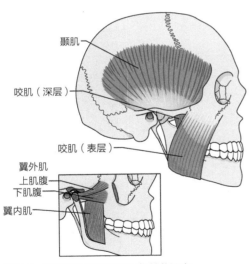

图3.3 咀嚼动作涉及的颞下颌关节肌肉

关节运动学

颞下颌复合体有着其独特的功能：每个关节的运动都是相互依赖且同时进行，并会明显受到每个关节以及牙齿的咬合面、颅骨、颈椎的影响。颞下颌关节的关节运动学原理较为复杂，这是因为它可以在3个平面上自由活动，而且这种双髁关节结构具有相互依赖的特性。下关节（位于凸状的下颌骨髁突和凹状的关节盘下表面之间的关节）空间的运动主要是旋转。上关节（位于凹状的关节盘上表面与凹状的关节窝下表面之间的关节）空间的运动，主要是在关节盘和关节突之间移动。下颌骨可能会出现的运动则有：下压（张口）、上抬（闭口）、前突、后缩以及侧移。

◆ 下颌骨下压（张口）被认为是分两个阶段发生的，先是旋转阶段后是移动阶段（图3.4a）。

最初张开口时，下颌骨髁突会在关节盘的下表面旋转（下关节运动）。这一运动通常发生在正常开口幅度的35%~50%的过程中。一旦关节囊韧带限制了关节盘的下颌骨髁突的进一步旋转，下颌骨髁突和关节盘（髁盘复合体）就会一起运动，在关节突上向前下方向移动（上关节运动），从而完成最后50%~65%的开口动作。因此，随着开口动作发生的先是下关节的旋转，随后是上关节的移动。

⬤ 下颌骨上抬（闭口）的关节运动学动作的发生顺序与下颌骨下压相反——先是上关节的移动，随后是下关节的旋转。

⬤ 下颌骨前突是下颌骨和下齿相对于上颌骨和上齿的向前滑行运动（图3.4b）。在前突动作中，下颌骨髁突和关节盘会前移并微微下移，直到髁盘复合体紧挨着关节突。因而，这一运动只发生在颞下颌关节的上关节中。

⬤ 下颌骨后缩是下颌骨前突的相反动作。

它是下颌骨和下齿相对于上颌骨和上齿的后滑运动（图3.4c）。在这一运动的过程中，下颌骨髁突和关节盘会后移，从而扩大髁盘复合体与关节突之间的空间。该复合体的后部会接近关节盂后侧，从而挤压关节后部骨质部分之间的软组织。同样，该运动也只发生在颞下颌关节的上关节中。

⬤ 侧向偏移/移动是下颌骨从侧面到侧面的侧向运动，它使下齿相对于上齿做侧向滑动（图3.4d）。侧向偏移的方向以下颌骨滑往的那个方向命名。侧向偏移/移动是随多个平面上的小幅运动而发生的，这是因为关节突存在倾斜度，而且这一动作主要是以从一侧到另一侧的侧移形式发生。下颌骨的侧向偏移/移动通常是和微小的旋转结合在一起的。这种旋转最有可能发生在该关节的上段，因为此处的关节囊是松弛的。因而，右侧偏移就是下颌骨（和下齿）偏移到上颌骨（和上齿）右侧的运动。

临床小贴士

以下内容适用于所有口腔内的颞下颌关节技术。

- 让患者放松的一个重要环节是为其提供与技术相关的指导。
- 实施过程中经常停下来让患者吞咽口水。
- 在开始实施技术前，临床师和患者应就技术实施过程中所采用的信号达成一致。例如，拇指朝上表明患者感觉良好，拇指朝下表明所用技术令患者疼痛，或是患者需要暂停。
- 除非另做说明，患者的头部都应保持中立姿势（既不向左也不向右）。
- 在开展技术的整个过程中，临床师的手套都需要保持清洁。
- 询问患者是否对乳胶过敏，是否戴了假牙，有无牙齿松动或牙内有无填塞物。
- 在实施（对任何关节的）短幅冲刺动作和非短幅冲刺动作的过程中，务必自始至终观察患者对该技术的反应。

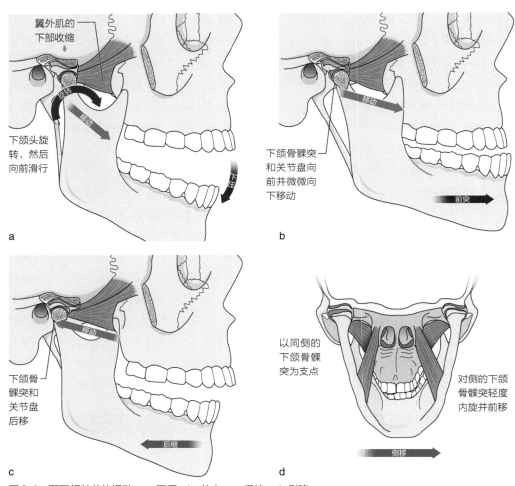

图3.4 颞下颌关节的运动：a. 下压；b. 前突；c. 后缩；d. 侧移

颞下颌关节的关节学

关节面	紧张位	休息位	关节囊模式	标准活动范围	末端感觉
			颞下颌关节		
下关节 凸状的下颌髁与凹状的关节盘下表面相连 **上关节** 凹状的关节盘上表面与凸状的关节窝表面相连	完全咬合	牙齿分开2~3毫米	向下滑行受限	张口40~55毫米，前突3~6毫米，后缩3~4毫米，侧移10~12毫米	张口（下颌骨下压）时有软组织牵拉感。牙齿完全咬合（闭口/下颌骨上升）时，颞下颌关节呈现骨骼感。下颌骨前突或后缩时颞下颌关节呈坚实感。下颌骨侧移时颞下颌关节呈关节囊感

下（尾侧）滑行

▶ 视频3.1展示了该技术。

患者姿势： 仰卧于治疗床，手臂和腿放松。

临床师姿势： 面对患者站在其头部旁侧。

稳定机制： 患者置于治疗床上的身体充当稳定力量，临床师用颅侧手和三角胸肌间沟稳住患者的头（颅骨）。

松动术： 临床师的拇指远节置于患者后方牙齿的上表面，将两只手指放置在下颌骨外侧。主要通过拇指从尾侧方向施加牵引力，该力为低速振荡和/或持续牵拉。

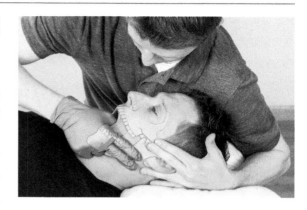

技术目标： 帮助改善多个平面中的关节活动受限，同时缓解关节受挤压时和咀嚼时的疼痛，以及整体的关节僵硬或关节囊限制。这一松动术对于改善颞下颌关节的整体运动是有效的。

注意： 如果患者能够放松，则使用这种松动术是最为有效的。触诊颞下颌关节会为临床师提供使用这种技术的反馈。

前（腹侧）滑行

患者姿势： 仰卧于治疗床，手臂和腿放松。

临床师姿势： 面对患者站在其头部旁侧。

稳定机制： 患者置于治疗床上的身体充当稳定力量，临床师用颅侧手和三角胸肌间沟稳定住患者的头（颅骨）。

松动术： 临床师的拇指远节置于患者后方牙齿的上表面，将两只手指放置在下颌骨外侧。主要通过拇指从尾侧方向施加牵引力。在向前施力前，先微微施加尾侧方向的力。该力为低速振荡和/或持续牵拉。

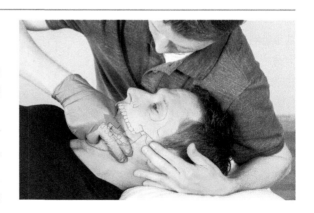

技术目标： 改善上关节的移动，对终末端的张口（下颌骨下压）、前突和后缩运动也有益处。

注意： 如果患者能够放松，则使用这种松动术是最为有效的。触诊颞下颌关节会为临床师提供使用这种技术的反馈。

内滑行

患者姿势：仰卧于治疗床，手臂和腿放松。

临床师姿势：面对患者站在其头部旁侧。

稳定机制：临床师用颅侧手和三角胸肌间沟稳住患者的头（颅骨）。

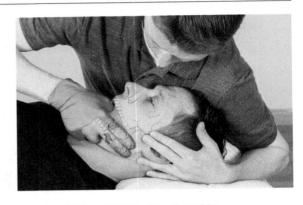

松动术：临床师将拇指远节置于患者后方牙齿的上表面，将食指和中指放置在下颌骨的外表面上，同时稳住患者的头部。主要通过食指和中指（如果有必要将它们上下交叠放置）在口腔外部先向下牵引，再向内牵引。所施加的力先是向下牵引，然后进行下颌骨髁突的内滑行。该力为低速振荡和/或持续牵拉。

技术目标：改善关节的内/外活动度和侧移能力。

注意：由于主要的力量是通过食指和中指施加的，所以较宽的（且舒适的）手指接触是必需的。

外滑行

患者姿势：仰卧于治疗床，手臂和腿放松。

临床师姿势：面对患者站在其头部旁侧。

稳定机制：临床师用颅侧手和三角胸肌间沟稳住患者的头（颅骨）。

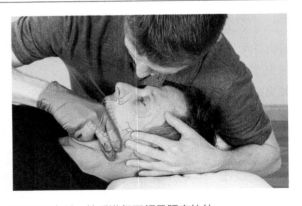

松动术：临床师将远侧手的拇指置于下颌骨的内表面上，将同一侧手的食指和中指放置在下颌骨的外表面上，同时稳住患者的头部。主要通过拇指（置于下颌骨髁突的内表面上）先向下牵引，再向外侧牵引，同时用颅侧手稳住患者的头部。所施加的力先是向下牵引，然后进行下颌骨髁突的外滑行。该力为低速振荡和/或持续牵拉。

技术目标：改善关节的内/外活动度和侧移能力，对改善对侧的侧移能力尤为有效。

注意：由于主要的力量是通过拇指施加的，所以较宽的（且舒适的）拇指接触是必需的。要避免手的接触处出现不必要的不舒适状况。

内/外滑行（口腔外部）

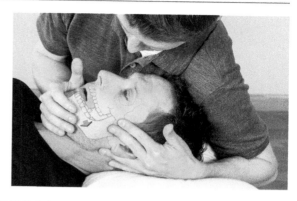

患者姿势： 仰卧于治疗床，手臂和腿放松。

临床师姿势： 站在患者的头部旁边（比下滑行和前滑行时更接近患者的头部）。

稳定机制： 患者置于治疗床上的身体充当稳定力量，临床师用颅侧手和三角胸肌间沟稳住患者的头（颅骨）。

松动术： 临床师远侧手的大鱼际与患者的下颌骨外侧紧密接触的同时稳住患者的头。此时，在大鱼际施加对同侧颞下颌关节向内侧的力（或对侧的颞下颌关节的向外侧的力），且该力为低速振荡和/或持续牵拉。

技术目标： 改善关节的内/外活动度和侧移能力，对改善对侧的侧移能力尤为有效。

注意： 由于如上所述，主要的力量是通过手掌根部在口腔外部施加的，所以较宽的（且舒适的）手掌根部接触是必需的。主要的稳定力量将来自临床师的三角胸肌间沟和颅侧手。为了舒适起见，还是建议采用较宽的手部接触。

临床小贴士： 如果没有必要，临床师应小心谨慎，尽量不要向下施加牵引力，使用手掌根部施力容易促使人施加这种向下的牵引力。和所有松动术/操作治疗术技术一样的是，临床师应监测患者对治疗方法的即时反应和潜在反应，并根据情况调整治疗方法。

支持针对各种颞下颌关节病症采取徒手治疗方法的研究证据

相关研究	研究情况/患者情况	干预措施/对比	结果
针对各种颞下颌关节病症采用短幅冲刺动作和非短幅冲刺动作松动术：B 级			
马丁斯（Martins et al., 2016）（1a 级）	8 项研究（375 名患者）	肌肉骨骼与整骨操作治疗技术组与各种控制组对比	与其他对颞下颌关节病症的保守治疗方法相对比，接受肌肉骨骼徒手治疗方法的患者在主动张口时，其主动张口度和疼痛程度存在显著差异（p<0.0001）与较大的改善
卡利克斯垂（Calixtre et al., 2015）（1a 级）	8 项研究	肌筋膜放松、软组织技术、颞下颌关节松动术、颈椎与胸椎松动组与各种控制组对比	有质量中等和质量较高的研究证据表明徒手治疗技术可以有效缓解疼痛和提高疼痛阈值
阿米霍－奥利沃（Armijo-Olivo et al., 2016）（1a 级）	48 项研究	各种徒手治疗方法组与各种控制组对比	<ul><li>针对肌原性颞下颌关节病症的口部、面部的徒手治疗方法：三组患者都出现了张口度更大和下颌疼痛程度比基准线有所降低的情况；干预组的情况并没有优于控制组</li><li>对颈椎和肌原性颞下颌关节病症开展徒手治疗方法：开展颈椎松动术后会立刻显著降低患者的疼痛程度和疼痛敏感度</li><li>对关节原性颞下颌关节病症施以徒手治疗方法加下颌运动：与各控制组相比，徒手治疗方法加下颌运动明显提升了患者主动张口的能力和范围并缓解了症状</li><li>对混合性颞下颌关节病症开展徒手治疗方法：在各项研究和治疗类型中，有关疼痛、张口能力和活动范围的结果不一</li><li>对混合性颞下颌关节病症施以徒手治疗方法加下颌运动：就改善张口能力而言，相比在家中只进行下颌和颈部运动，或只治疗颈椎，针对口、面部位的徒手治疗方法，或是与颈椎治疗相结合的徒手治疗方法的疗效更佳</li></ul>总结：单独施以徒手治疗方法，或是徒手治疗方法与下颌和颈部运动相结合，都取得了很好的治疗效果。目前还没有找到支持这些方法的非常有力的研究证据，说明使用运动和徒手治疗方法治疗颞下颌关节病症的效果，还有非常大的不确定性
克兰（Crane et al., 2015）（4 级）	1 位有头部、颈部淋巴肿大和颞下颌关节功能障碍病史的研究对象	多模式治疗计划，包括整合性消肿治疗方法、徒手治疗方法、治疗性运动和家庭训练方案	改善下颌骨的下压，缓解头部和颈部的淋巴肿大，增加颈深屈肌的耐力，缓解疼痛，并改善自我功能评价

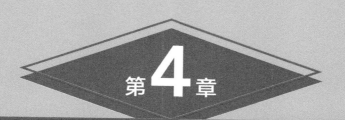

第4章

颈 椎

学习目标

完成本章的学习后，你将能够做到以下几点。

◆ 描述各段颈椎的关节运动学。

◆ 描述各种颈椎关节松动术的姿势、动作与目标。

◆ 明确支持颈椎关节松动术的研究证据。

颈椎体现着各种解剖结构和生理力学运动的复杂相互作用。脊柱中的颈椎部分的运动程度是其各节段中最大的。正如第3章中提到的那样，在颈椎和颞下颌关节之间，存在着紧密的力学与功能方面的关系。颈椎也与双肩和胸椎存在着密切的力学与功能关系。因而，与颈椎有关的病理状态会产生非常复杂且有害的效应。

解剖结构

颈椎包括7节椎体，分为4个解剖单元：寰椎、枢椎、第2~3节颈椎交界处以及其余的颈椎部分（图4.1）。从功能上看，可以说颈椎有3个单元：寰枕关节、寰枢（第1~2节颈椎）关节以及具代表性的颈椎（第2颈椎下关节面到第7颈椎）。正如下面各节所述，这些部位的解剖结构和功能都是独特的，并且在实施各种治疗技术时都需要对此加以了解。对上段颈椎（例如，第1~2节颈椎和第2~3节颈椎）的评估及随后的治疗会因各个节段差异而有所不同，因为从解剖结构和功能上看，每个节段都有其独有的特征。另外，对具代表性的颈椎（第2~7节颈椎）进行评估与治疗时，每个节段（如第3~4节颈椎、第4~5节颈椎）都相对类似，这是因为这些节段有着类似的解剖结构和关节运动学特性。

至于颈椎中这3个主要功能单元的专属细节，则可做如下的进一步讨论。

◆ 寰枕关节：有些资料将这个关节叫作枕寰关节。枕骨和寰椎间的关节囊和相应的韧带由于其相对松弛的状态而可以运动。该关节的主要动作是点头。该关节的动作主要是在矢状面上进行，但其运动幅度相对于其他颈椎关节而言较小。

◆ 寰枢（第1~2节颈椎）关节：第1~2节颈椎关节的一个主要功能是旋转头部。由于该

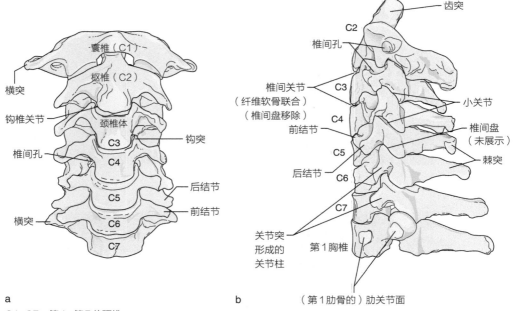

a

b

C1~C7：第1~第7节颈椎

图4.1 颈椎：a. 正视图；b. 侧视图

关节的运动范围较大，其关节囊具备较大的延展性，相对而言比较松弛。通常认为，颈部超过一半的旋转是因为该关节的运动。

◆ 具代表性的颈椎（第2~7节颈椎）：尽管此处的各节颈椎都有其各自的特性，但也是有共同的相似之处（例如，都有真正的棘突、带有滑膜的关节囊和关节内半月板状的关节滑膜层以及椎体间的椎间盘）。小关节的关节囊相对而言比较松弛，可以达到较大的松动术范围。

上段颈椎韧带是人体中最为重要的一些韧带，因为它们提供了必要的稳定性，包括防止第1节颈椎在第2节颈椎之上的牵引，以及其他抑制性约束。颈椎的主要肌肉组织不仅是用来移动颈椎的，而且还要用于承载颅骨的重量，并使头上的各感觉器官处于有利位置，以对外界刺激做出反应。颈椎的主要屈肌包括胸锁乳突肌

和各斜角肌（图4.2），不过颈深屈肌（颈长肌与头长肌）也同样重要，因为它们会以组合动作来屈曲上段颈椎。

关节运动学

偶联运动或偶联的概念，曾经被定义为"围绕着某一轴的一个运动（移动或旋转）与围绕着另一轴的另一个运动之间始终关联的一种现象"（Blauvelt & Nelson, 1994）。换言之，一种运动的产生离不开另一种运动。尽管这一概念在传统上是被接受的，但近年来的文献（Cook, 2003; Legaspi & Edmond, 2007）则表明，在将偶联运动概念运用于对脊柱疼痛患者的评估和治疗时需小心谨慎。我们将传统上所接受的偶联概念在这里加以描述时也需谨慎。

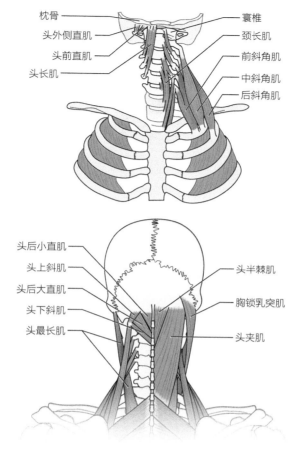

图4.2　颈椎前面和后面的肌肉

寰枕关节

　　寰椎那较深的上关节凹使屈曲/伸展（或点头）运动得以更好地进行（Bogduk & Mercer, 2000）。头部的点头动作是枕骨髁在寰枢上关节凹中滚动和滑动的结果（图4.3）。当头朝前点时，枕骨髁会向前滚动，使寰枢上关节凹的前壁向上滚动。肌肉屈曲、关节囊的紧张或这两者同时发生，都会导致枕骨髁同时向下向后移动（Bogduk & Mercer, 2000）。因而，进行向前点头动作（或枕骨髁的向前滚动）是与枕骨髁的向下滑行和向后滑行相偶联的。当头部在枕骨上伸展时，就会发生相反的情况。寰椎关节的侧屈，会涉及同侧枕骨髁向内、向下、向前滑动，以及相关的对侧枕骨髁向外、向后、向上滑动（图4.4）。

寰枢（第1~2节颈椎）关节

　　在水平面（围绕一根纵轴）上的旋转，是寰枢（第1~2节颈椎）关节的主要动作。由于两个关节面都是凸状的，在静止时，第1节颈椎下关节小平面上的软骨顶点，应落在第2节颈椎上关节软骨顶点上以获得平衡。第1节颈椎（寰椎）在围绕其旋转时需要其同侧的侧块前移以及对侧的侧块后移。第1节颈椎的下关节软骨，必须从凸状的第2节颈椎上关节软

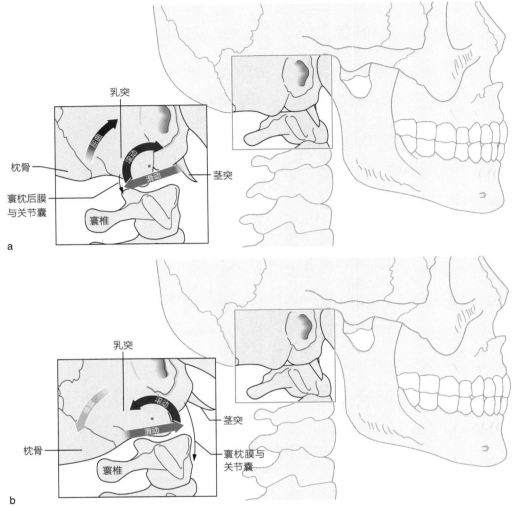

图4.3 颅颈处的运动学：a.寰枕关节屈曲；b.寰枕关节伸展

骨的相应斜坡上滑下来。因而，当第1节颈椎旋转时，它会向下挤压第2节颈椎（Koebke & Brade, 1982）。如果关节软骨不对称，那么，这种旋转可能还会带有少量侧屈的成分。这一偶联动作可以是同侧的，也可以是对侧的，具体要看不对称的程度（White et al., 1975）。翼状韧带是此关节绕轴旋转的主要限制因素，侧面的第1~2节颈椎关节囊则起辅助限制作用（Dvorak & Panjabi, 1987）。头部朝两边旋转时，起先的45度是靠第1~2节颈椎带动的，此后颈椎的下面各

节段才开始运动（Mercer & Bogduk, 2001）。

具代表性的颈椎（第2~7节颈椎）

曾经有人认为，无论起始运动如何，下段颈椎均表现出一致且可预测的偶联运动，即侧屈和旋转是发生在同一侧（Panjabi et al., 1993; Panjabi & Crisco, 2001; Penning, 1978）。

因此，下段颈椎的屈曲，便总是矢状面内前移与前转的结合（上颈椎的下关节突滑到下颈椎的上关节突上方）。而相应的伸展则是矢状

面内后转与后移的偶联。

在绕轴旋转中，对侧的下关节突会影响下方颈椎的上关节突。只有在下关节突滑到上关节突的小平面上方时，绕轴旋转才能继续进行，从而导致运动中的上方颈椎出现同侧的侧屈。因此，下段颈椎的旋转和侧屈，总是同侧偶联的。

在侧屈过程中，同侧的下关节突会从下方颈椎的上关节突的斜面上滑下来（图4.5）。于是，下关节突就必须要后移，从而导致椎体转向侧屈的那一侧。因此，在这里还是同一模式：无论哪种运动先开始，下段颈椎的侧屈与旋转，总是同侧偶联的。

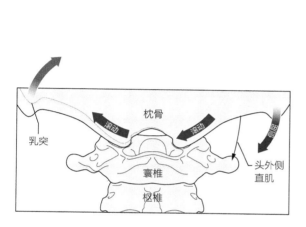
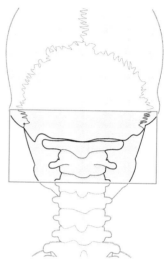

图4.4 寰枕关节处的颅颈侧屈运动学原理

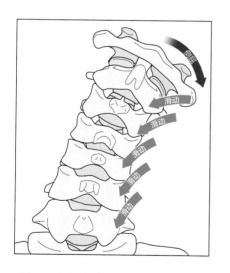
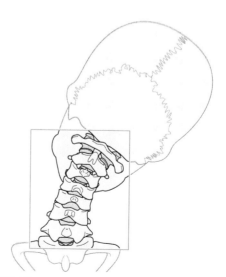

图4.5 具代表性的颈椎（2~7节颈椎）的运动学原理

将这些动作过度简化是为了表明，该部分的上方椎体会随着屈曲而移动到下方椎体的"上方和前方"。因而，伸展就是上方椎体在下方椎体之上"向下向后"的运动。颈椎的侧屈与旋转其实就是同侧的伸展（或向下向后的运动）和对侧的屈曲（向上向前的运动）。

颈椎的关节学

关节面	紧张位	休息位	关节囊模式	活动范围	末端感觉
寰枕关节					
枕骨髁是凸状的 第 1 节颈椎的上表面是凹状的	未描述	未描述	伸展与侧屈同等受限 旋转与屈曲不受影响	屈曲和伸展相结合的角度为 14~35 度 侧屈角度为 2~11 度 绕中轴旋转角度为 0~7 度	所有动作带来的感觉都是坚实的
寰枢关节（1~2 节颈椎）					
第 1 节颈椎的下表面是凸状的 第 2 节颈椎的上表面是凸状的	未描述	未描述	旋转受限	屈伸约为 10 度 旋转约为 40 度	所有动作带来的感觉都是坚实的
具代表性的颈椎（2~7 节颈椎）					
近颅骨面是凸状的 近尾侧面是凹状的	完全伸展	介于屈伸之间的中间状态	侧屈与旋转同样受限 伸展比屈曲更加受限	屈曲：50 度 伸展：60 度 右侧屈：45 度 左侧屈：45 度 右旋：80 度 左旋：80 度	所有动作带来的感觉都是坚实的

坐立位牵引

患者姿势： 坐姿，双臂放松。为了增加舒适度，可在患者与临床师之间放置一个枕头，让患者倚靠在枕头上。

临床师姿势： 站在患者身后，双手托在患者头两侧的枕骨下方，并用大鱼际接触到患者的乳突；同时，患者的背部倚靠着临床师的胸阔（女性临床师可以用枕头来避免身体直接接触），临床师的双肘置于患者的双肩前侧，为随后牵引提供一个合适的角度。

稳定机制： 患者的身体提供稳定支撑。

松动术： 当患者吸气时，临床师微微向上抬起其颅骨，或简单稳住颅骨即可。患者呼气时保持住向上抬起的力量，然后逐渐放下。

技术目标： 颈椎的常规牵引。

注意： 增加颈椎的屈曲程度大体上会以下段颈椎为目标。为了维持力学上的优势，要尽量让两侧肘关节靠近。另外，对于身材较为高大的患者或是需要做更多牵引的患者而言，建议上抬整个身体（如从膝关节屈曲的位置开始）。

仰卧牵引

患者姿势： 仰卧，双臂放松。

临床师姿势： 站在或坐在患者头部所在的治疗床一端，面对患者。

稳定机制： 患者的身体提供稳定支撑，另外，临床师用三角胸肌间沟稳定住患者的额头，以限制其颈部的屈曲。另一侧手置于下段颈椎的任何一处起稳定作用。

松动术： 用三角胸肌间沟稳定住患者的额头的一侧手托住患者枕骨，使寰枕关节微微伸展，对颈椎施加向头部上方移动的力。

技术目标： 颈椎的常规牵引。

注意： 根据症状的缓解效果可以采用不同程度的颈部屈曲姿势。可以用毛巾代替手来执行松动术。如果使用毛巾，要始终让毛巾贴着患者面部的两侧，以确保毛巾不会滑落。

上段颈椎牵引

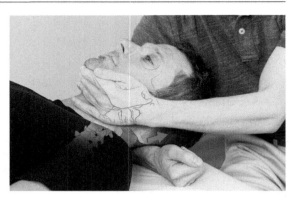

患者姿势： 仰卧，头部放松。

临床师姿势： 坐在患者头部所在的治疗床旁边，将开展松动术的前臂的掌心朝着自己并置于患者的枕骨下方，用起稳定作用的那侧手托住患者的下巴。

稳定机制： 在牵引过程中，临床师置于患者下颌骨下方的手指会防止寰枕关节屈曲。

松动术： 开展松动术的前臂在患者的头部方向做旋前动作，从而对上段颈椎施加牵引力，使自己的桡骨与患者的枕外隆凸相接触（确保找到一个令患者和自己都感到舒服的支点）。

技术目标： 颈椎的常规牵引。

注意： 该技术可能有助于缓解头痛。可以在前臂下方垫一块毛巾以限制颈椎伸展。大部分力量应作用于枕外隆凸而非下颌骨（特别是患者存在颞下颌关节功能障碍时）。

单侧枕寰牵引

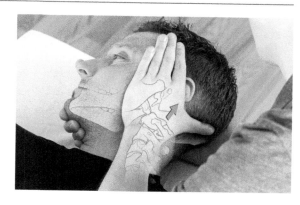

视频4.1展示了该技术。

患者姿势： 仰卧，头转向对侧，使接受松动术的那一侧颈部朝上。

临床师姿势： 站在患者头部所在的治疗床一侧，用不开展松动术的那侧手托住患者的下颌的同时，用前臂抱住患者的头部（一种下颌环抱法）。

稳定机制： 患者的身体提供稳定支撑，临床师置于患者下颌骨下方不开展松动术的那侧手也起稳定作用。

松动术： 临床师用手掌根部与患者的乳突下部紧密接触，将其枕骨向上进行松动。

技术目标： 该技术可用于治疗寰枕关节受限。与所有的牵引技术一样，这也是针对关节活动受限的常规技术。如果目的在于使寰枕关节能够屈曲，那么支撑下颌的手应让下颌向患者尾侧移动。

注意： 为了松动术的方向的准确，临床师开展松动术的前臂最好贴着患者的三角胸肌间沟放置。这项牵引技术对颞下颌关节功能障碍的患者来说未必适用，因为（临床师的掌根）通过与下颌骨的接触，会对该关节产生压力。

临床小贴士

在某些患者身上已经显示出，颞下颌关节的功能障碍与颈椎相关的功能障碍是有关联的。对任何需要以下颌骨为支点的颈椎松动术而言，临床师都必须能辨认出那些有潜在颞下颌关节功能障碍的患者。对于这些患者而言，对其下颌骨施加较大的力可能不合适，需要避免加剧潜在的颞下颌关节症状。

枕寰屈曲

 视频 4.2 展示了该技术。

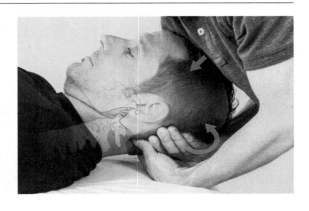

患者姿势： 仰卧，头置于治疗床顶端。

临床师姿势： 站在治疗床顶端一侧，面对患者，用一侧手托着其枕骨使头微微抬起，另一侧手的拇指和食指置于寰椎椎板上（第 1 节颈椎）。

稳定机制： 临床师置于寰椎（第 1 节颈椎）上的那侧手起稳定作用，另外，临床师用三角胸肌间沟抵住患者的前额，也可起到稳定作用。

松动术： 轻托着患者枕骨的那侧手让枕骨在寰椎上屈曲滚动，同时，临床师用三角胸肌间沟在前后方向上移动患者的头部。这些动作结合起来就成了寰枕关节屈曲。

技术目标： 旨在治疗寰枕关节屈曲（点头）受限，并不专门用于治疗单侧的寰枕关节屈曲受限。

注意： 患者的头可以转向任意一侧，以侧重于任意一侧的寰枕关节。该技术可能会在某些患者的喉部产生压迫感。和所有技术一样，临床师要不断观察患者的反应。

俯卧枕寰后向前滑行

患者姿势： 俯卧，双臂放松置于体侧，头部处于自然中立位。

临床师姿势： 站在治疗床顶端一侧，面对患者。

稳定机制： 患者的身体提供稳定支撑。

松动术： 临床师触诊患者的枕下部位，拇指交叠置于寰枕关节之上。向内推移椎旁肌的目的是开展关节评估时避免对周围组织施加压力。起初向患者的眼眶眼睛方向

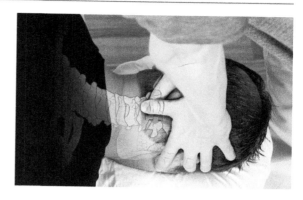

施加微弱的压力。如果患者能够承受，则重复动作并再次评估。

技术目标： 用一种对重复松动术反应最佳的技术去治疗单侧的寰枕关节活动受限或疼痛。

注意： 当临床师能保证合适的（相对于患者同侧眼睛的）角度时，该松动术是最有效的。因此，临床师只好使自己的上身略微倾向患者的双脚，以让两侧肘关节伸直。由于临床师的重心前倾，因此他不应当向紧密接触的施力点增加压力。

临床小贴士

所有俯卧的脊柱（颈椎、胸椎、腰椎）松动术中，临床师必须做到以下几点。

- 适当拉紧松弛的软组织，并与待治疗的关节进行紧密接触。
- 所用的紧密接触方法需要让患者和自己都感到舒服。
- 在要评估的部位，合理评估关节的活动程度。
- 合理评估末端感觉和患者的反应。
- 在治疗中、治疗后和两次治疗之间，都要重新评估。

仰卧寰枢（1~2节颈椎）旋转

患者姿势： 仰卧，头部置于治疗床顶端。

临床师姿势： 站在治疗床顶端，面对患者。

稳定机制： 患者的身体提供稳定支撑。临床师将开展松动术的食指的远端指骨间关节置于患者第2节颈椎（枢椎）的后外侧，将手掌置于枕骨。

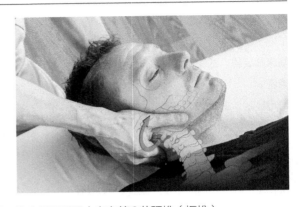

松动术： 临床师将开展松动术的食指沿着患者的第1节颈椎（寰椎）放置。然后，临床师将患者的头部向待治疗一侧的相反方向进行最大限度地侧屈。在保持侧屈的同时，临床师沿受限方向在第2节颈椎（枢椎）上松动第1节颈椎（寰椎）。

技术目标： 以一种对重复松动术反应较好的技术，治疗1~2节颈椎关节的活动受限或疼痛。

注意： 考虑到1~2节颈椎关节的朝向，该治疗平面本质上是水平的。要确保在旋转时维持侧屈状态，还要避免将开展松动术的拇指置于患者的喉咙部位。

坐立位寰枢（1~2节颈椎）旋转

▶ 视频4.3展示了该技术。

患者姿势： 坐直。

临床师姿势： 站在患者身后。

稳定机制： 无须稳定。

松动术： 临床师将拇指相互交叠，或只用单个拇指置于患者第1节颈椎外侧的横突后部上，在横突上开展前移松动术，同时患者向手指作用力位置的对侧方向转头。在患者主动朝对侧方向旋转头部（以左侧为紧密接触时颈部向右转），然后再回到中间位置期间，临床师的拇指应保持与第1节颈椎横突的接触。

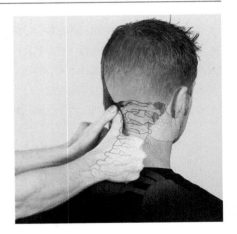

技术目标： 以一种对重复松动术反应较好的技术，治疗1~2节颈椎关节的活动受限或疼痛。

注意： 考虑到1~2节颈椎关节的朝向，该治疗平面本质上是水平的。不要把患者的头部和颈椎推动至屈曲状态。患者的颈椎要始终保持直立姿态。当心不要抓到患者的喉咙部位。

俯卧寰枢（1~2节颈椎）后向前滑行

患者姿势： 俯卧，双臂放松置于体侧，头部处于自然中立位。

临床师姿势： 站在治疗床顶端，面对患者。

稳定机制： 患者的身体提供稳定支撑。

松动术： 临床师触诊患者2~3节颈椎的关节面，拇指交叠置于该关节之上。临床师将患者的头部朝同侧旋转（约30度）。一开始只能朝患者口部的方向轻微施力。如果患者能够承受，则重复治疗动作并重新评估。

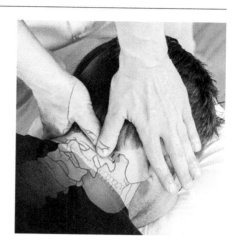

技术目标： 治疗单侧的1~2节颈椎关节活动受限或疼痛。

注意： 当临床师能够保证合适的（相对于患者口部的）角度时，该治疗方法是最有效的。临床师站在患者颈椎所接受治疗一侧的对面，上身略倾向患者的双脚，并确保双侧肘关节伸直。同样，临床师应认识到，不要增加对患者紧密接触点的压力。

俯卧2~3节颈椎后向前滑行

患者姿势： 俯卧，双臂放松置于体侧，头部处于自然中立位。

临床师姿势： 面对患者站在治疗床顶端。

稳定机制： 患者的身体提供稳定支撑。

松动术： 临床师触诊患者2~3节颈椎的关节面，拇指交叠置于该关节上面。一开始只用轻微的力朝治疗床的方向开展松动术。如果患者能够承受，则重复治疗动作并重新评估。

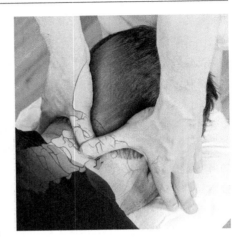

技术目标： 治疗单侧的2~3节颈椎关节活动受限或疼痛。

注意： 当临床师能够保证合适的（相对于患者口部的）角度时，该治疗方法是最有效的。因此，临床师应微微倾斜身体（但不要倾斜到之前所述的0~1节颈椎后向前滑行中的那个程度）。

颈椎屈曲

患者姿势：仰卧，头部处于治疗床顶端。

临床师姿势：面对患者站在或坐在治疗床顶端，用一侧手托住患者的枕骨和开展松动术的那一节颈椎；另一侧手的拇指和食指置于下方颈椎的棘突附近。

稳定机制：临床师握住患者下方颈椎棘突的那侧手起稳定作用，抵住患者前额的三角胸肌间沟也起稳定作用。

松动术：临床师用开展松动术的手握住那一节颈椎的棘突，将其向上向前牵引，试图重现正常的颈椎屈曲的关节运动学动作。

技术目标：治疗关节屈曲（向上向前）受限或疼痛。

注意：如果患者的颈部向上屈曲至开展松动术的目标位置，则松动术效果最佳。

以三角胸肌间沟为支点伸展颈椎

患者姿势：仰卧，头部处于治疗床顶端。

临床师姿势：面对患者站在或坐在治疗床顶端，用一侧手托住患者的枕骨和开展松动术的那一节颈椎；另一侧手的拇指和食指置于下方颈椎的棘突附近。

稳定机制：临床师握住患者下方颈椎棘突的那侧手起稳定作用，抵住患者前额的三角胸肌间沟也起稳定作用。

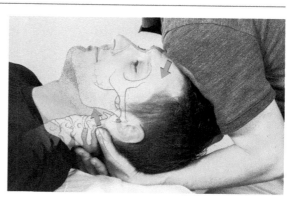

松动术：主要通过临床师的三角胸肌间沟向患者前额施加力来开展松动术，同时稳住下方颈椎的棘突。开展松动术的手可以协助该节颈椎的棘突朝下，向后移动。

技术目标：治疗关节伸展（向下向后）受限或疼痛。

注意：如果患者的颈部伸展到开展松动术的目标位置，则松动术效果最佳。

颈椎伸展

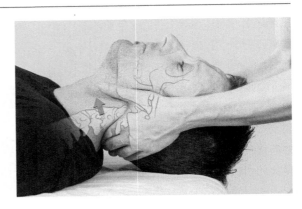

患者姿势： 仰卧，头部处于治疗床顶端。

临床师姿势： 面对患者站在治疗床顶端。

稳定机制： 患者的身体提供稳定支撑。

松动术： 临床师首先要确保患者的颈部处于中立位。由于患者在仰卧时往往容易伸展脊柱（颈椎），因此可以在其枕骨下方垫一条毛巾或表面坚实的物体，从而促使颈椎保持中立位。将食指的桡侧沿开展松动术的颈椎椎板放置。两侧食指同时朝腹侧抬起，直到需治疗的那一节颈椎实现伸展。

技术目标： 治疗关节伸展受限或疼痛。

注意： 在治疗关节伸展（后下方向）受限或疼痛时，此松动术最为有效。

颈椎单侧后下方向滑行

▶ 视频4.4展示了该技术。

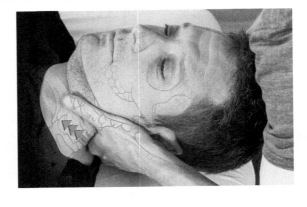

患者姿势： 仰卧，头部处于治疗床顶端。

临床师姿势： 面对患者站在治疗床顶端。

稳定机制： 临床师起稳定作用的那侧手托住患者的颅骨。

松动术： 临床师应将患者的头部向侧向（开展松动术的手的对侧）滑行。临床师开展松动术的手的食指掌指关节的桡侧应置于颈椎的侧后面。松动术的方向应是向后下方，就好比将开展松动术的手沿着圆柱体向下和向患者对侧肩膀滑动。

技术目标： 使（颈椎）同侧的向下（闭合）和向后（伸展）运动更加自如。

注意： 可以通过伸展、侧屈、旋转颈椎治疗需要单独治疗的那一节颈椎。如有必要，可将该技术作为一种促进对侧的颈椎部分向前上方运动的间接松动术加以采用。

颈椎单侧后下方向（第五级下滑模式的短幅冲刺动作）

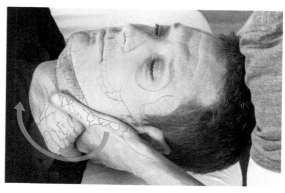

患者姿势： 仰卧，头部处于治疗床顶端。

临床师姿势： 面对患者站在治疗床顶端。

稳定机制： 患者处在休息位的头部提供稳定支撑。

松动术： 临床师双手置于患者颈椎两侧，手的食指掌指关节的桡侧应置于开展松动术的那一节颈椎的后侧面上。对要治疗的目标颈椎（图中的左侧颈椎）施以双侧伸展，从左侧使目标颈椎向上向前屈曲（图中往右侧屈），再朝活动受限的方向旋转（图中是往左转）。换言之，这套动作为：双侧伸展、对侧侧屈、同侧旋转。该技术的方向应朝下朝后对着同侧的肩膀，就好比是将手向下移动，并绕着一根圆柱旋转。

技术目标： 使（颈椎）同侧的向下向后（闭合/伸展）运动更加自如。

注意： 可将该技术作为间接松动术加以采用，以使（颈椎）对侧的向上向前运动更加自如。旋转短幅冲刺动作的幅度应较小。

颈椎单侧前上方向滑行

▶ 视频4.5展示了该技术。

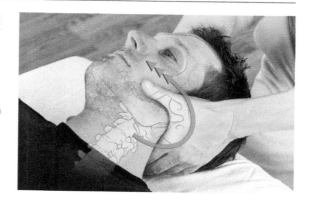

患者姿势： 仰卧，头部处于治疗床顶端。

临床师姿势： 面对患者站在治疗床顶端。

稳定机制： 临床师将开展松动术的食指桡侧面置于患者（要接受治疗的那节颈椎）下一节颈椎的横突后方，而食指就置于颈椎的关节柱和棘突。

松动术： 临床师开展松动术的手的桡面食指近端指骨间关节应置于开展松动术的那节颈椎的后侧面上。松动术的方向应向上向前，朝着对侧的眼睛，就好比是将手向上移动，并围绕着一根圆柱旋转。

技术目标： 使（颈椎）同侧的向上向前（打开/屈曲）运动更加自如。

注意： 对开展松动术的那节颈椎可以执行屈曲、侧屈、旋转。患者的头部可以放置于临床师的腹部，以获得更大程度的放松。可将该技术作为间接松动术加以采用，以使（颈椎）对侧的向下向后运动更加自如。

颈椎单侧前上方向（第五级上滑模式的短幅冲刺动作）

患者姿势： 仰卧，头部处于治疗床顶端。

临床师姿势： 面对患者站在治疗床顶端。

稳定机制： 患者处在休息位的头部提供稳定支撑。

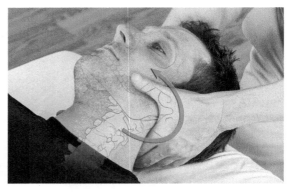

松动术： 本技术要用双手完成。临床师将双手置于患者的颈椎两侧，手桡面的食指近端指骨间关节应置于开展松动术的那节颈椎的后侧面上。对要治疗的那节颈椎（图中的左侧颈椎）施以双侧屈曲，从左侧使目标段颈椎向下向后屈曲（图中往左侧屈），再朝活动受限的方向旋转（图中是往右转）。换言之，这套动作为：双侧屈曲、同侧侧屈、对侧旋转。该技术的方向应向上向前朝着对侧的眼睛，就好比是将手向上移动，并绕着一根圆柱旋转。

技术目标： 使（颈椎）同侧的向上向前（打开/屈曲）运动更加自如。

注意： 技巧娴熟的临床师可以采用上述关于使用腹部托住患者头部的技术中的注意事项。和所有短幅冲刺动作一样的是，旋转短幅冲刺动作的幅度应较小。

颈椎中间后向前滑行

患者姿势： 俯卧，头部处于中立位。

临床师姿势： 面对患者站在治疗床顶端。

稳定机制： 患者面部朝下，处于治疗床开口处的头部提供了稳定支撑。

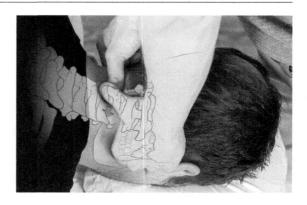

松动术： 临床师将食指如图所示放置，将两侧的椎旁肌推向中线，以缓解该部位软组织的张力。临床师拇指交叠置于相关关节上，触诊要治疗的那节颈椎的棘突。一开始只能朝治疗床方向轻微施力。如患者能够承受，则重复动作并反复评估。可以采用多种手上姿势向前松动目标段颈椎的棘突。例如，对目标段颈椎采取拇指交叠、拇指靠拢或钳状握法都是可以的。

技术目标： 以一种对重复松动术反应良好的技术，治疗关节活动受限或疼痛。

注意： 降低治疗床顶端的高度（增加颈椎的屈曲程度）可能会更加有利于触诊下段颈椎。同样，临床师应在不对患者增加治疗区域的手部压力的情况下，使上身倾向正在接受评估的那节颈椎。

颈椎单侧后向前滑行

患者姿势： 俯卧，头部处于中立位。

临床师姿势： 面对患者站在治疗床顶端。

稳定机制： 患者面部朝下，处于治疗床开口处的头部提供了稳定支撑。

松动术： 临床师拇指交叠置于相关关节上，对相关颈椎的关节面和要治疗的那节颈椎的侧面施力。一开始只能朝治疗床方向轻微施力。如患者能够承受，则重复动作并反复评估。可以采用多种手上姿势向

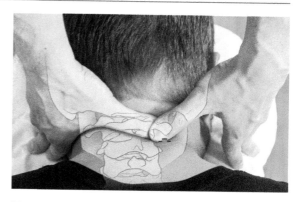

前松动目标段颈椎的横突。例如，对目标段颈椎采取拇指交叠或拇指靠拢都是可以的。

技术目标： 治疗单侧关节活动受限或疼痛。

注意： 降低治疗床顶端的高度（增加颈椎的屈曲程度）可能会更加有利于下段颈椎的触诊。将两侧的椎旁肌推向和推离中线，以缓解该部位软组织的张力。

支持针对各种颈椎病症开展徒手治疗方法的研究证据

相关研究	研究情况/患者情况	干预措施/对比	结果
		针对有活动障碍的颈部疼痛采用短幅冲刺动作和非短幅冲刺动作松动术	
	有活动障碍的急性颈部疼痛： B级（胸椎操作治疗术、颈椎活动范围以及肩带加强） C级（颈椎操作治疗术和/或松动术）		
布兰派德（Blanpied et al., 2016）	3级（8项研究）	胸椎操作治疗术组与各（对照）组相比	在短期内立刻缓解疼痛方面有效果。在中期内效果较为一致，但在急性和慢性颈部疼痛的患者身上，这种治疗方法在缓解疼痛、改善颈部功能、提高生活质量方面的效果较差
	5级（2项研究）	颈椎操作治疗术	1～4次单独的颈椎操作治疗术可立刻减轻急性和慢性颈痛患者的疼痛，但在短期内效果不明显
	4级（1项研究）	颈椎操作治疗术作为唯一治疗方法	有冲突的研究证据支持对急性和慢性颈痛患者采用多次颈椎操作治疗术作为独立的治疗方法
	2级（5项研究）	颈椎操作治疗术与颈部松动术相比	即刻、短期和中期内，在急性和慢性颈部疼痛患者身上，在减轻疼痛和改善功能、提高生活质量、提升全身的感受和增加患者的满意度等方面，与松动术相比，操作治疗术并没有益处
	4级（2项研究）	颈椎松动术、同侧操作治疗术组与控制组相比	在立即缓解急性及亚急性颈部疼痛方面，采用颈椎松动术与同侧操作治疗术是有益处的
	3级（2项研究）	颈椎操作治疗术与口服药物结合治疗方法相比	对长期内缓解急性、亚急性颈部疼痛以及改善颈部功能而言，开展多次颈椎操作治疗术是有益处的
	3级（1项研究）	单独的颈椎操作治疗术或松动术	在急性和亚急性颈部疼痛患者中，短期内联合使用多种徒手治疗提高了镇痛效果

续表

相关研究	研究情况/ 患者情况	干预措施/对比 （如果有）	结果
有活动障碍的亚急性颈部疼痛：C级（胸椎操作治疗术与颈椎操作治疗术和/或松动术）			
布兰派德 （Blanpied et al., 2016）	4级（3项研究）	单次胸椎操作治疗术组与控制组相比	单次胸椎操作治疗术可在短期内缓解疼痛、扩大活动范围，并在中期内缓解颈部功能丧失
	3级（1项研究） 4级（1项研究）	单次颈椎（1项4级研究）和胸椎（1项3级研究）操作治疗术组与控制组相比	就立刻缓解疼痛而言，无论是颈椎还是胸椎操作治疗术都没有益处
	3级（1项研究）	颈椎操作治疗术与颈椎松动术相比	两者都有益处：在治疗两周后，在改善功能或缓解疼痛和功能丧失，或缩短感知恢复的天数方面，两组患者之间没有区别
	3级（1项研究）	单独开展颈椎操作治疗术，或是在建议下实施家庭治疗方案，开展颈椎操作治疗术，与颈椎松动术及力量训练相比	两者都有益处：无论在短期内还是在长期内，就缓解疼痛和功能丧失方面，两组患者没有差距
	4级（1项研究）	颈椎松动术与常规护理相比	相比常规护理，颈椎松动术在中期缓解疼痛方面并无益处
有活动障碍的慢性颈部疼痛：B级（胸椎操作治疗术与颈椎操作治疗术或松动术， 加强颈深屈肌以及肩部、胸部的拉伸/增强神经肌肉的运动）			
布兰派德 （Blanpied et al., 2016）	3级（3项研究）	单次胸椎操作治疗术组与控制组相比	单次胸椎操作治疗术对立刻缓解疼痛有益处
	4级（8项研究）	单次仰卧胸椎操作治疗术组与控制组相比	单次胸椎操作治疗术对立刻缓解疼痛有益处
	4级（1项研究）	上段胸椎（操作治疗术）与颈椎操作治疗术相比	上段胸椎操作治疗术对立刻缓解疼痛有益处
	4级（1项研究）	4周内开展12次前后单侧附属活动治疗与旋转或横向附属活动治疗相比	前后单侧附属活动治疗方法对立刻缓解疼痛有益处
	3级（2项研究）	颈椎操作治疗术与药物治疗相比	颈椎操作治疗术对立刻缓解疼痛并无益处
	4级（1项研究）	颈椎松动术与运动、激光、脉冲超声波、针灸、按摩治疗方法相比	颈椎松动术对中短期生活质量的提升并无益处

续表

相关研究	研究情况/ 患者情况	干预措施/对比	结果
针对颈椎挥鞭伤相关病症导致慢性颈部疼痛采用短幅冲刺动作与非短幅冲刺动作松动术：B级			
布兰派德 （Blanpied et al., 2016）（3级）	1项研究	松动术或操作治疗术	松动术或操作治疗术以及一种多模式方法，对改善颈椎挥鞭伤相关病症的症状和颈部功能都有益处
针对颈部疼痛和相关病症采用短幅冲刺动作与非短幅冲刺动作松动术：C级			
王（Wong et al., 2015）（1a级）	15项研究	颈椎和胸椎操作治疗术与监测下的高强度的家庭训练内容相比	颈椎和胸椎操作治疗术并没有优于监测下的高强度家庭训练内容
针对伴有头痛的颈部疼痛采用短幅冲刺动作与非短幅冲刺动作松动术			
伴有头痛的亚急性颈部疼痛：B级			
布兰派德 （Blanpied et al., 2016）（3级）	4项研究	颈椎操作治疗术与松动术同控制组相比	颈椎操作治疗术与松动术在长期内立即减少头痛的强度和发生频率方面有益处
伴有头痛的慢性颈部疼痛：B级			
布兰派德 （Blanpied et al., 2016）（3级）	4项研究	颈椎操作治疗术与松动术同单一运动或结合操作治疗术相比	采用颈椎操作治疗术与松动术对短期内减少头痛强度和发生频率没有帮助或帮助较小

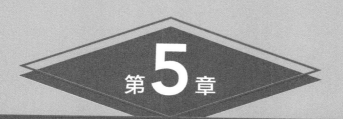

第5章

胸　椎

学习目标

完成本章的学习后，你将能够做到以下几点。

◆ 明确胸椎的关节运动学。

◆ 描述各种胸椎关节松动术的姿势、动作与目标。

◆ 明确支持胸椎关节松动术的研究证据。

胸椎是独特的一段关节组合，特别是考虑到其与肋骨和厚实的躯干肌肉组织的关系时。胸椎拥有的关节数量比其相邻的颈椎或腰椎都多，大部分胸椎都拥有12处关节连接。尽管有如此之多的关节，胸椎却比脊柱的其余部分更加僵硬、更不灵活。用于保护内脏的肋骨需要一个稳定的支撑结构。另外，力量从下肢向上肢以及相反方向的传导，也需要一个能够传输大股力量的胸阔。

解剖结构

胸椎由12节椎骨组成。这12节椎骨中的大部分都由以下12个部分组成：2处关节突、2处关节面、2处肋横突、4处肋凹以及2处与上下椎间盘连接的关节（图5.1）。胸椎的椎体后部位置高于前部，导致胸椎呈现后凸的形态。这一后凸弧的顶点位于第7节或第8节胸椎。在每段胸椎之间都存在椎间盘，它有助于吸收冲击力，还会帮助胸椎运动。胸椎的棘突大体上平行于下方胸椎的横突。

胸椎的关节面是由一个紧张的关节囊环绕着相邻椎骨的上下关节突组成的。胸椎的关节面证明，上胸部位和下胸部位有着明显的不同。上胸部位的关节呈现出与颈椎极大的相似性，而下胸部位的关节则表现出与腰椎的相似性，且更偏向在矢状面上运动。上关节突往往面对后方（与水平面成60~80度）并轻微朝上，而下关节突往往面对前方并轻微朝下。

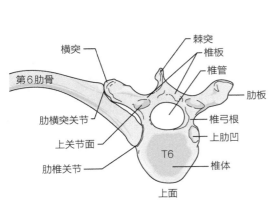

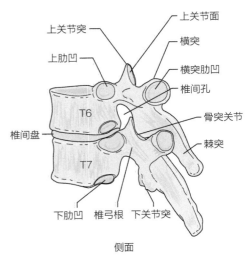

T1~T12：第1~第12胸椎

图5.1　胸椎关节

支撑胸椎的软组织数量众多（图5.2）。前后纵韧带、黄韧带、棘间韧带以及棘上韧带提供了矢状面上的支撑。肋骨及其相关关节囊和韧带，还有横突间韧带，则在正面（前面）和水平面上支撑胸椎。围绕胸椎和肋骨的主要肌肉包括后方的竖脊肌、背阔肌、斜方肌、锯肌、菱形肌，前方的腹斜肌和胸肌。肋间肌和大量的其他呼吸肌，则在胸椎周围提供了额外的力量（图5.3）。

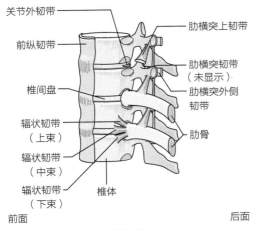

图5.2　肋椎关节的韧带支撑

关节运动学

为了描述胸椎的关节运动学，就将要详细阐述上方胸椎的关节突在下方胸椎关节突上的运动（例如，第4节胸椎在第5节胸椎之上的运动）。在胸椎屈曲的过程中，上方胸椎（如第4节胸椎）的下关节面会在下方胸椎（如第5节胸椎）的上关节面上向上向前运动。胸椎伸展则会涉及相反的运动，最上面的小平面会在最下面的小平面上向下向后滑动（图5.4）。（胸椎）侧屈则是同侧的关节突向下滑行的结果，此时，对侧的关节突则会向上滑。上述的这种动作会受制于同侧肋骨的靠近程度及对侧软组织被牵拉的程度。关于胸椎旋转的偶联关节运动学结果，在文献中的描述不尽相同。

在胸椎伸展和吸气的过程中，肋横突关节处的肋骨往往会向下滑行。同时，肋骨常常会向后旋转，这意味着肋横突关节处肋骨的前侧会上移，而后侧则会下移。在胸椎屈曲和呼气的过程中，肋骨常常会上滑并向前旋转（图5.4）。

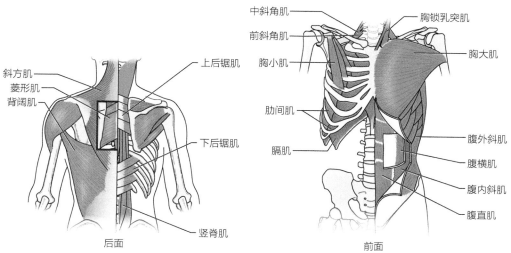

图5.3 躯干肌肉

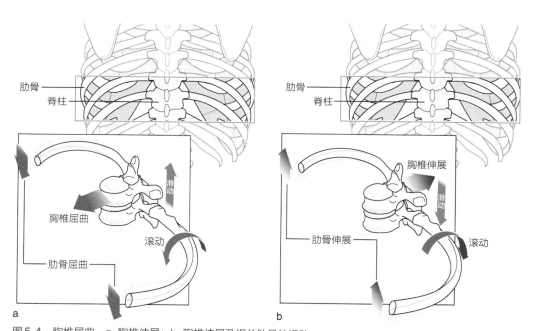

图5.4 胸椎屈曲：a.胸椎伸展；b.胸椎伸展及相关肋骨的运动

胸椎的关节学

关节面	紧张位	休息位	关节囊模式	标准活动范围	末端感觉
颅侧关节面：凹状 尾侧关节面：凸状 关节面大体上是平的	完全伸展	介于屈曲与伸展之间的中间状态	侧屈与旋转同等程度受限	屈曲：20~45度 伸展：25~45度 侧屈：20~40度，单侧 旋转：35~50度，单侧	各个方向上都有组织牵拉感

胸椎中间后向前非短幅冲刺动作

患者姿势: 俯卧,头部和脊柱处于自然中立位。

临床师姿势: 如果松动的是下段胸椎,则站在患者体侧或站在患者头部一侧。

稳定机制: 患者的身体提供稳定支撑。

松动术: 该技术可以采用几种手部姿势,包括拇指交叠后与棘突接触,双手的尺面置于棘突两侧,单手的尺面置于棘突上。将目标段胸椎向前朝治疗床方向进行松动。

技术目标: 提升胸椎的整体活动性。

注意: 双臂的肘关节保持伸直,将缓解疲劳并加大力学优势。

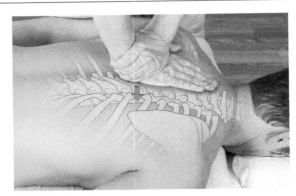

胸椎单侧后向前非短幅冲刺动作

患者姿势: 俯卧,头部和脊柱处于自然中立位。

临床师姿势: 如果松动的是下段胸椎,则站在患者体侧或站在患者头部一侧。

稳定机制: 患者的身体提供稳定支撑。

松动术: 该技术可以采用几种手部姿势,包括拇指交叠后与横突接触,或是单侧手的尺面置于横突上。将目标段胸椎向前朝治疗床方向进行松动。

技术目标: 提升胸椎的整体活动性。

注意: 双臂的肘关节保持伸直,将缓解疲劳并激发力学优势。在实施该技术的过程中,如果上段或下段胸椎在对侧得到了相似的松动,则关节间隙可能会扩大。

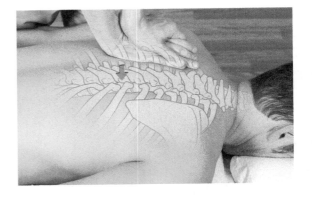

临床小贴士

为了查明胸椎有缺陷的位置,让患者采取俯卧姿或坐姿,触诊其胸椎上的横突以找到三个基本平面中的对称之处。然后让患者以肘关节支撑的姿势到俯卧姿,再进行触诊以确定潜在的病症。这一行为让临床师能够确定,一段胸椎相对于另一段胸椎而言,位置是靠下靠后,还是靠上靠前。

上段胸椎短幅冲刺动作

患者姿势： 双手抱在颈部两侧，仰卧，双肘置于体前。

临床师姿势： 站在患者体侧，用胸阔稳住患者的双肘，将近尾侧的前臂置于患者身下。

稳定机制： 患者的双肘在胸阔前附近靠拢。

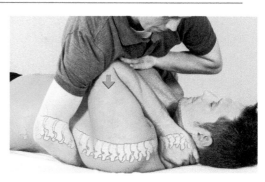

松动术： 临床师置于患者身下的那侧手应呈类似于握拳的动作，使远端指骨间关节伸展开来，同时将目标棘突置于指尖和手掌隆起处（大鱼际和小鱼际）之间。临床师将患者的胸椎滚动至低处的手上端，并执行短幅冲刺动作。

技术目标： 提升上段胸椎的伸展能力、胸椎的整体活动性，另外还可能会改善肩部的活动能力。

注意： 可以采用多种手部姿势，包括"手枪握法"。在做短幅冲刺动作前试着将胸椎向尾侧拉动，可能有助于关节面更加贴近水平面。

临床小贴士

在开展高速短幅冲刺动作前，要保证已经开展过彻底的主观、客观检查，排除了危险症状，还要按照需要谨慎实施该操作治疗术。另外，对于要求临床师保持类似握拳或握法的短幅冲刺动作而言，要小心施加压力以保护自己的指骨。临床师可以在掌中握一支唇膏管或其他圆柱状物体，以防止手部受伤。

中段胸椎双侧短幅冲刺动作

▶ 视频5.1展示了该技术。

患者姿势： 仰卧，双臂于胸阔前交叉，紧抱住前胸阔。最接近临床师（即临床师那一侧）的那侧手臂应在对侧（另一只）手臂之下。

临床师姿势： 站在患者体侧，倾向患者手臂的前面。

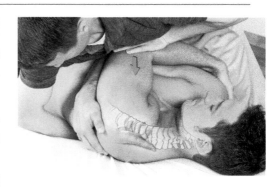

稳定机制： 临床师可以使用上面那侧手使患者的双臂始终贴紧，并贴近其上段躯干。

松动术： 临床师置于患者身下的那侧手应握拳，使远端指骨间关节伸展开来，同时将目标棘突置于指尖和手掌隆起处（大鱼际和小鱼际）之间。临床师将患者的胸椎滚动至低处的手上端，并执行短幅冲刺动作。

技术目标： 改善中段胸椎的伸展能力和胸椎的整体活动能力。

注意： 可以采用多种手部姿势，包括"手枪握法"。临床师应屈曲患者的躯干，直到其躯干重量置于临床师手中的目标部位上。

中段胸椎单侧短幅冲刺动作

患者姿势：仰卧，双臂于胸阔前交叉，紧抱住前胸阔。最接近临床师的那侧手臂应在对侧手臂之下。

临床师姿势：站在患者体侧，倾向患者手臂的前面。

稳定机制：临床师可以使用上面那侧手使患者的双臂始终贴紧，并贴近其上段躯干。

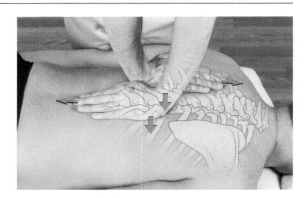

松动术：临床师置于患者身下的那侧手应采取"手枪握法"，使中指位于相关胸椎的横突上，大鱼际位于下方胸椎的同侧横突上。临床师将患者的胸椎滚动至低处的手上端，并执行短幅冲刺动作。

技术目标：改善中段胸椎的伸展性和胸椎的整体活动性。

注意：临床师应屈曲患者交叉的双臂，直到其躯干重量置于临床师手中的目标部位上。

中段胸椎俯卧旋转短幅冲刺动作

▶ 视频5.2展示了该技术。

患者姿势：俯卧，双臂置于体侧，以降低胸廓肌肉组织和其他软组织的紧张程度。

临床师姿势：站在患者体侧。

稳定机制：临床师相对患者颅侧的手置于离目标段胸椎最远端的横突上，手指指向尾侧。临床师相对患者尾侧的手置于离自己最近的目标段胸椎的横突上，手指指向颅侧。通过拉紧组织的方式预先施压有助于稳定。

松动术：临床师的尾侧手以颅侧方向向前推，颅侧手则以尾侧方向向前推。

技术目标：改善中段胸椎的伸展性和胸椎的整体活动性，另外还可能会改善肩部的活动能力。

注意：将患者俯卧着的身体的水平高度降至临床师的腰线以下，有利于力学优势的发挥和力量的合理运用。

胸椎旋转滑行

患者姿势： 俯卧，头部和脊柱处于自然中立位。

临床师姿势： 站在患者体侧。

稳定机制： 需要稳定，也可以无须稳定。可以用一侧手固定在开展松动术的那段胸椎的下方或上方胸椎的棘突上，以起到稳定作用。

松动术： 在开展松动术的那段胸椎的棘突侧面放上一根或两根拇指，以侧向开展松动术。

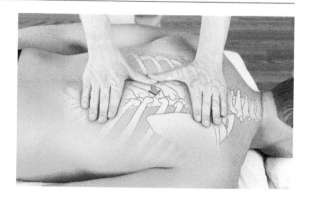

技术目标： 提升胸椎的旋转能力。

注意： 在用两根拇指松动目标段胸椎时，可用双手的其余手指稳住其上下方的胸椎。

胸椎屈曲滑行

患者姿势： 双手环抱于颈后，保持坐姿，双侧肘关节朝前（如肩部活动受限，也可将双臂交叉置于胸阔前）。

临床师姿势： 站在患者体侧，使用一侧的膝关节和大腿支撑患者的下背部。

稳定机制： 使用手掌的大鱼际，起稳定作用的那侧手置于开展松动术的那段胸椎下方胸椎的棘突上部的上方。

松动术： 用开展松动术的手扶住患者的双肘，以帮助患者屈曲其胸椎。

技术目标： 提升胸椎的屈曲能力。

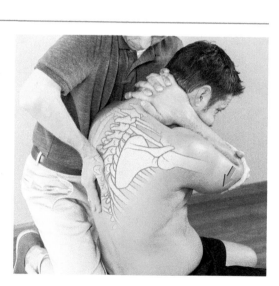

注意： 在这一松动术的实施过程中，起稳定作用的那侧手很可能会承受最大的力，这只手应始终牢牢地控制在患者的下方胸椎上，因为该技术是一种间接松动术。要确保患者的胸椎屈曲到足够的程度，以让目标段胸椎产生运动。

胸椎伸展滑行

▶ 视频5.3展示了该技术。

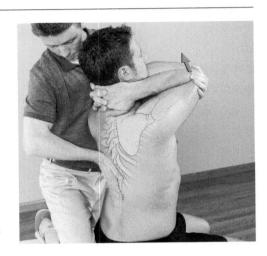

患者姿势： 双手环抱于颈后，保持坐姿，双侧肘关节朝前（如肩部活动受限，也可将双臂交叉置于胸阔前）。

临床师姿势： 站在患者体侧，使用一侧腿的膝关节和大腿支撑患者的下背部。

稳定机制： 使用手掌的大鱼际，起稳定作用的那侧手置于开展松动术的那段胸椎下方胸椎的棘突下部之上。

松动术： 用开展松动术的手扶住患者的双肘，以帮助患者伸直其胸椎。

技术目标： 改善胸椎的伸展性。

注意： 在这一松动术的实施过程中，起稳定作用的那侧手很可能会承受最大的力，这只手应始终牢牢地按在患者的下方胸椎上，因为该技术是一种间接松动术。要确保患者的胸椎伸展到足够的程度，以让目标段胸椎产生运动。

肋横突非短幅冲刺动作

▶ 视频5.4展示了该技术。

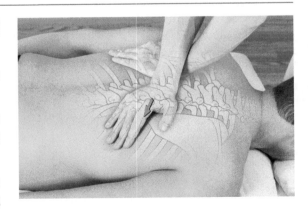

患者姿势： 俯卧，双臂放松置于体侧。

临床师姿势： 面对患者站在治疗床顶端（如果要松动下段胸椎，则站在治疗床一侧）。

稳定机制： 临床师起稳定作用的那侧手始终置于开展松动术的那段胸椎的同侧椎板和横突上。

松动术： 开展松动术的手的小鱼际或大鱼际朝前或轻度朝下，松动离自己最近的部分相关肋骨。

技术目标： 增强活动性不足的肋横突关节的运动能力。

注意： 双臂的肘关节都保持伸直，将缓解疲劳并有利于力学优势的发挥。

坐立位第1肋骨非短幅冲刺动作

患者姿势： 保持坐姿，头侧向开展松动术的肋骨的那一侧，同侧的斜角肌放松。对侧的手臂搭在临床师抬起的膝关节上，以放松对侧的组织并帮助支撑躯干。

临床师姿势： 站在患者身后，食指的掌指关节置于第1肋骨的内缘上。抬起对侧的膝关节为患者对侧的上肢提供一个支撑点。

稳定机制： 临床师起稳定作用的那侧手帮助稳定患者的头部，使其保持侧屈姿势。

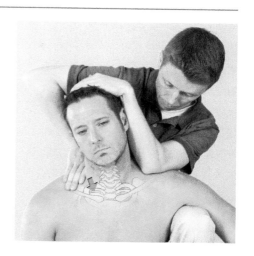

松动术： 开展松动术的手向下向内侧滑动第1肋骨的内缘。建议采用的一个技术是，在患者吸气时触诊肋骨并保持不动，然后在其呼气时开展松动术。

技术目标： 下降已上升的第1肋骨。

注意： 患者同侧的上肢可以置于长枕垫或临床师的膝关节上，以让软组织更加放松。

临床小贴士

颈部旋转单侧屈曲测试能让临床师探明第1肋骨的隆起处。在这个测试中，保持坐姿的患者被动地将颈部朝任意一侧充分旋转，然后再朝对侧方向充分侧屈，同时保持住先前的旋转姿势。与没有参与测试的一侧相比，受限的侧屈表明在侧屈的那一侧存在第1肋骨上升现象。

仰卧第1肋骨非短幅冲刺动作

患者姿势： 仰卧，双臂置于体侧。

临床师姿势： 面对患者站在治疗床顶端，用一侧手托住患者的枕骨；食指的掌指关节（或指蹼间隙）置于要治疗的第1肋骨的内缘上。

稳定机制： 临床师托住患者枕骨的那侧手稳住其头部，使之保持一个舒适的侧屈角度，以放松同侧的斜角肌。

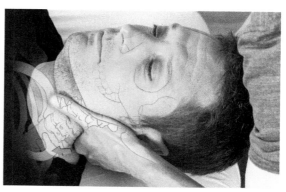

松动术： 开展松动术的手向下向内侧滑动第1肋骨。建议采用的一个技术是，在患者吸气时触诊肋骨，然后在其呼气时开展松动术。

技术目标： 下降已上升的第1肋骨。

注意： 如果不可能采取仰卧，则类似的技术也可以在患者采取俯卧姿势时采用。

上段肋骨非短幅冲刺动作

患者姿势： 仰卧，抬起待治疗一侧的上肢。

临床师姿势： 站在患者待治疗一侧的头部旁边，用靠近其肘关节的颅侧手握住患者抬起的手臂。

稳定机制： 临床师使用靠近患者尾侧手的大鱼际或指蹼部分（手掌虎口）稳住下方肋骨。

松动术： 临床师朝颅侧方向拉伸患者抬起的手臂，在稳定的下方肋骨上面间接松动上方肋骨。

技术目标： 纠正下方肋骨的呼气障碍或上方肋骨的吸气障碍。

注意： 对肩部有活动障碍或病症的患者来说，针对肋骨进行松动术可能是该人群最合适的选择。

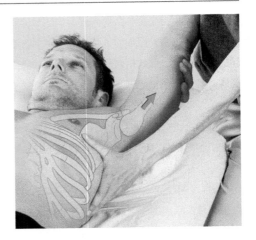

下段肋骨非短幅冲刺动作

患者姿势： 侧卧，待治疗一侧的身体朝着天花板。

临床师姿势： 站在患者身后的头部旁边，用靠近其肘关节的颅侧手握住患者（抬起）的手臂。

稳定机制： 临床师使用尾侧手的大鱼际或指蹼部分（手掌虎口）稳住下方肋骨。

松动术： 临床师朝颅侧方向拉伸患者抬起的手臂，在稳定的下方肋骨上面间接松动上方肋骨。

技术目标： 纠正下方肋骨的呼气障碍或上方肋骨的吸气障碍。

注意： 对肩部有活动障碍或病症的患者来说，针对肋骨进行松动术可能是该人群最合适的选择。

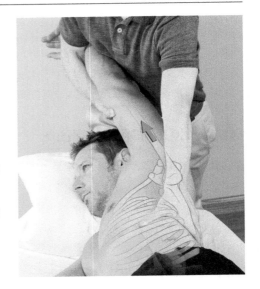

支持针对各种胸椎和局部关节病症开展徒手治疗方法的研究证据

相关研究	研究情况\患者情况	干预措施/对比	结果
针对肩部疼痛采用短幅冲刺动作和非短幅冲刺动作松动术：B级			
瓦尔瑟（Walseret al., 2009）（1a级）	3项研究（423名参与者）	由普通医疗护理人员开展的一般医疗护理与徒手治疗方法和一般医疗护理相比 徒手治疗方法与针对治疗性运动的各项指导相比 徒手治疗方法与其他物理治疗方式相比	就肩部疼痛和功能障碍而言，接受徒手治疗方法和一般医疗护理的疗效更好 在治疗12个月后的后续调查中，就患者自诉的最严重疼痛而言，接受徒手治疗方法的效果最好 就主诉肩部不适而言，患者更愿意接受徒手治疗方法 从研究中得出的总体建议：对肩部疼痛的患者开展徒手治疗方法可能有利于改善症状，至少在短期内如此
斯特朗斯（Strunce et al., 2009）（2b级）	21名参与者	胸椎与肋骨短幅冲刺动作	立刻减缓肩部疼痛，扩大肩部活动范围，提升患者主观的整体变化评级
针对颈部疼痛采用短幅冲刺动作和非短幅冲刺动作松动术：B级			
瓦尔瑟（Walser et al., 2009）（1a级）	4项研究（186名参与者）	胸椎短幅冲刺动作（无对比） 胸椎短幅冲刺动作与非短幅冲刺动作徒手治疗方法相比 电疗和按摩与胸椎短幅冲刺动作、电疗及按摩相比 电/热疗与电/热疗和胸椎短幅冲刺动作相比	对力学性颈部疼痛的患者有即刻的镇痛效果 就短期内缓解疼痛和改善功能障碍而言，胸椎短幅冲刺动作比非短幅冲刺动作徒手治疗方法具有更好的疗效 纳入胸椎短幅冲刺动作可更有效地缓解颈部疼痛和改善功能障碍，还会提升颈部的活动性 胸椎短幅冲刺动作可更有效地缓解颈部疼痛和改善功能障碍 从研究中得出的总体建议：有足够的研究证据支持开展胸椎短幅冲刺动作可获得短期疗效
马丁内斯-塞古拉（Martinez-Segura et al., 2012）（1b级）	90名参与者	颈椎短幅冲刺动作与胸椎短幅冲刺动作相比	在降低压痛感临界值、颈部疼痛程度和增强颈椎活动范围方面，二者效果接近
针对胸椎后凸采用短幅冲刺动作和非短幅冲刺动作松动术：D级			
保特曼斯（Bautmans et al., 2012）（1b级）	48名女性（平均年龄为76岁）	胸椎非短幅冲刺动作和贴扎技术组与非干预控制组对比	与控制组相比，干预组改善了胸椎后凸，并且没有引发严重的副作用

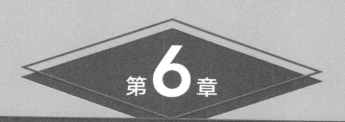

第**6**章

腰椎与骨盆

学习目标

完成本章的学习后，你将能够做到以下几点。

◆ 描述腰椎的关节运动学。

◆ 说明腰椎与骨盆的关节松动术的姿势、动作与目标。

◆ 明确支持腰椎关节松动术的研究证据。

腰椎是一个由结实的软组织包围的关节结合体。腰椎的功能——无论是在动态还是静态——对几乎所有的功能性活动都至关重要。有些活动要求腰椎的关节面能顺利地滑动，还要求椎间盘上的相应部位能配合运动。对其他活动而言，腰椎必须为周围的肢体提供稳定的支撑，吸收冲击力，还要在必要时充当肌肉活动的支持基础。

骨盆的功能并不比腰椎少，其形状可以用来缓冲力量。组成骨盆的骨骼厚实、宽大而长，其关节结实，足以有效传导下肢和上身之间的各种力量。骨盆的关节结构在人的生命周期（包括孕期和怀孕过后）中会发生很大的变化。这些关节都很重要，所以临床师们有必要充分了解如何徒手治疗相关部位的功能障碍。

解剖结构

腰椎由5节椎体和5对关节面（也叫作小关节）组成。这些椎体是脊柱中承受重量最大的椎体，增加的椎体长度说明了这一功能。每节腰椎之间存在椎间盘，这些椎间盘有助于吸收冲击力和促进腰椎运动。腰椎的横突大体上与棘突平行（图6.1）。

腰椎的活动型关节面由一个关节囊围绕着临近椎体的上下关节突组成。这些平面关节面的朝向，大体上促成了（腰椎在）矢状面上的屈伸运动。上关节突向内并轻微朝后，下关节突向外并轻微朝前。

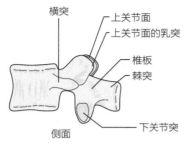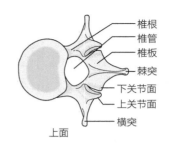

图6.1　腰椎关节面

腰椎周围的软组织是特殊的。就其所必须要承载的负荷（重量）而言，腰椎的支撑韧带比胸椎的和颈椎的韧带都要厚、结实。这些韧带包括前纵韧带、后纵韧带、横突间韧带、黄韧带、棘间韧带以及棘上韧带。腰椎附近的肌肉丰富（图6.2）。围绕腰椎的肌肉包括了覆盖面积较大的背阔肌与较厚的竖脊肌以及体积较小的多裂肌。

腰椎结构以下为骶髂关节。位于骨盆后部的骶髂关节由凸状的髂骨表面和凹状的骶骨表面组成，并且该关节被滑膜关节囊所覆盖（图6.3）。这些表面的骨骼联合度因患者年纪的大小不同

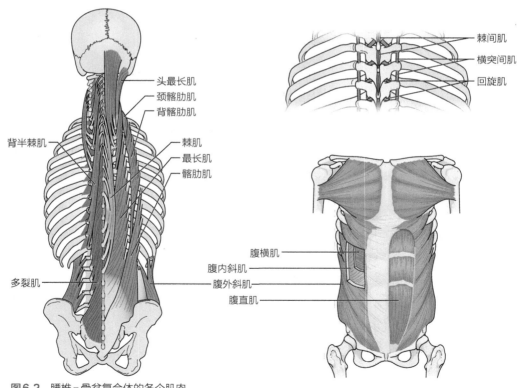

图6.2　腰椎–骨盆复合体的各个肌肉

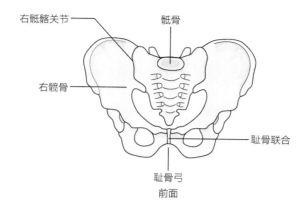

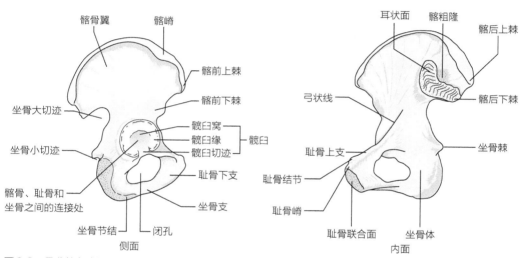

图6.3 骨盆的各个面

会有很大的不同。在儿童身上，这些表面可能是平滑和平整的。不过，随着年龄的增长，这些表面会长出嵴来，以为关节提供支撑和帮助转移力量。在老年患者身上，骶髂关节可能会融合。位于骨盆前部的耻骨联合是一个由两块耻骨组成的纤维软骨型关节，这两块耻骨被耻骨间盘隔开。该关节的活动范围有限，可以认为其表面大部分是平的。

与腰椎类似，骶髂关节也被厚实的软组织包围着。其有一套复杂的韧带连接体系，用来稳住这些表面较为平坦的关节，包括骶髂前韧带、骶髂骨间韧带、骶结节韧带等（图6.4）。有趣的是，没有哪块肌肉会直接影响骶髂关节的运动，不过，倒是有很多肌肉会影响该关节的运动，如臀肌、腹肌、腘绳肌、内收肌和屈髋肌。

关节运动学

为了描述腰椎的关节运动学，就要详细说明上方椎体的关节突在下方椎体关节突上面的运动（例如，第3腰椎在第4腰椎上的运动）。

在腰椎屈曲的过程中，上方椎体（如第3

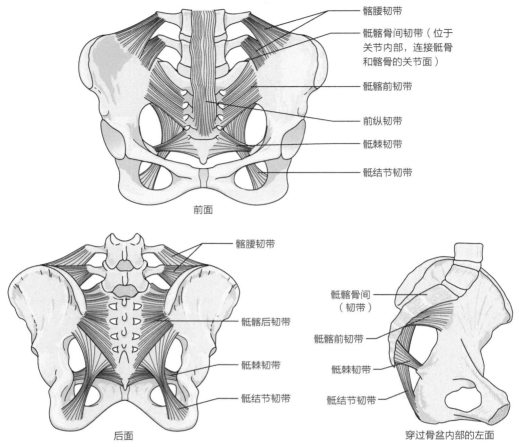

髂腰韧带

骶髂骨间韧带（位于
关节内部，连接骶骨
和髂骨的关节面）

骶髂前韧带

前纵韧带

骶棘韧带

骶结节韧带

前面

髂腰韧带

骶髂后韧带

骶棘韧带

骶结节韧带

骶髂骨间
（韧带）

骶髂前韧带

骶棘韧带

骶结节韧带

后面

穿过骨盆内部的左面

图6.4　骶髂关节中起支撑作用的各个韧带

腰椎）的下关节面会在下方椎体（如第4腰椎）的上关节面上向上向前移动。腰椎伸展则涉及相反的运动，最上方的关节面会在最下方的关节面上向下向后滑动（图6.5）。上方椎体在其下方椎体之上的右旋，会让右侧的同侧关节面扩展，同时会压缩左侧的对侧关节面。腰椎往右侧屈则是同侧（右）关节突向下滑行，同时对侧（左侧）关节突上滑的结果（图6.6）。

从运动学上来看，髋骨和骶髂的运动发生在多个平面中（图6.7）。骨盆的两侧运动，无论是骨盆前旋还是后旋，往往都伴随着腰椎或髋部的运动。例如，到终末范围的髋屈曲动作往往伴随着骨盆的后旋，而骨盆后旋又常常伴随着腰椎的伸展。反之，到终末范围的髋伸展动作往往伴随着骨盆的前旋，而骨盆前旋又常常伴随着腰椎的屈曲。到终末范围的髋外展与内收则分别与同侧髋骨的上升和下降有关。类似的，到终末范围的髋外旋和内旋分别与同侧髋骨的外展（外旋）和内收（内旋）有关。

一侧髋骨可能会独立于另一侧髋骨进行运动，从而造成下列功能障碍之一：①髋骨过度后旋；②髋骨过度前旋；③髋骨内张（当髂前上棘内移时）；④髋骨外张（当髂前上棘外移时）；⑤向上滑行（当整块髋骨上移时）；⑥向下滑

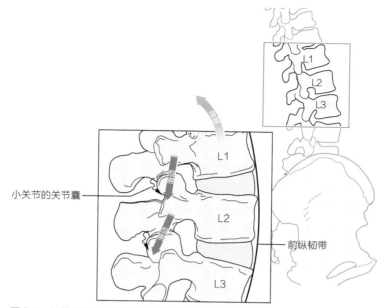

小关节的关节囊

前纵韧带

图6.5 腰椎伸展时小平面（关节面）的运动

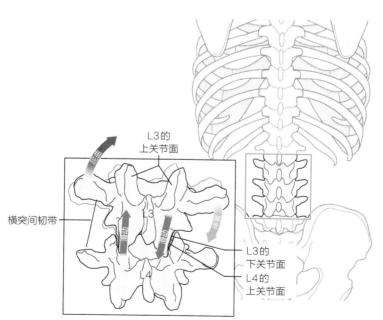

L3的
上关节面

横突间韧带

L3的
下关节面
L4的
上关节面

图6.6 腰椎向右侧屈时小平面（关节面）的运动
L1~L5：第1~第5腰椎

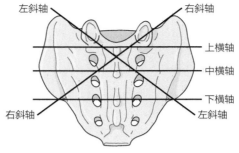

图6.7 骶髂关节运动轴

行（当整块髋骨下移时）。

从运动学上来讲，骶髂关节的关节运动包括5种主要运动。点头（骶骨屈曲）和反点头（骶骨伸展）是最常被描述的运动（图6.8）。其他被描述的运动包括前转（骶骨底的前移）、后转（骶骨底的后移）、侧屈（骶骨一侧的下移和/或对侧骶骨的上移）。尽管在耻骨联合处发生的是最细微的运动，但一块耻骨还是可能会移到另一块耻骨之上或之下。

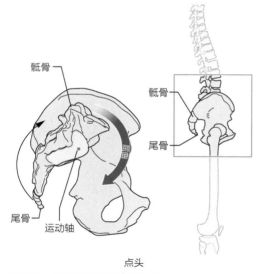

点头

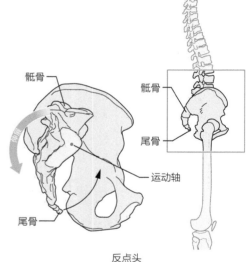

反点头

图6.8 骶骨的关节运动学动作

腰椎与骶髂关节的关节学

关节面	紧张位	休息位	关节囊模式	标准活动范围	末端感觉
腰椎					
近颅侧面：凹状 近尾侧面：凸状 关节面大体是平的	完全伸展	介于屈曲和伸展之间的中间状态	侧屈与旋转同样受限，伸展	屈曲：40~60度 伸展：20~35度 侧屈：15~20度，单侧 旋转：3~18度，单侧	在各个方向上都有组织牵拉感
骶髂关节					
骶骨：凹状 髂骨：凸状	点头 （骶骨屈曲）	中立位置	关节承受压力时疼痛	运动幅度最小	在各个方向上都有组织牵拉感

屈膝仰卧非短幅冲刺动作的牵引

患者姿势： 仰卧，双侧的髋和膝关节屈曲，双足置于治疗床上（屈膝仰卧）。

临床师姿势： 面对患者站在治疗床尾端。

稳定机制： 无须直接稳定。

松动术： 临床师用双手抱住患者小腿或远侧大腿，逐渐后倾身体重心开展松动术，以牵引患者的腰椎。

技术目标： 改善腰椎的整体活动性。

注意： 也可以用松动术专用带围绕着近侧大腿开展该技术。这种方式可作为有效使用力学牵引的一个验证。

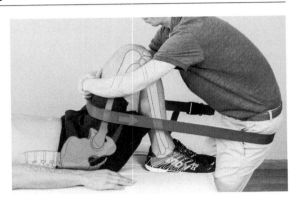

坐立位非短幅冲刺动作的牵引

患者姿势： 在治疗床上保持坐姿，双手交叉于胸阔前，坐在靠近治疗床的后缘。

临床师姿势： 直接站在患者身后，在自己和患者之间垫一个枕头，握住近患者最尾端的那侧肘关节。

稳定机制： 无须直接稳定。

松动术： 通过患者尾端的肘关节施加一股向颅侧的牵引力。可以根据患者的呼吸模式来施加这股牵引力。

技术目标： 提升腰椎的整体活动性。

注意： 根据患者偏离垂直方向的角度大小，牵引力的作用线可能需要稍微后移。

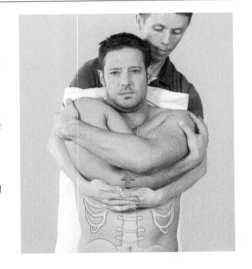

侧卧非短幅冲刺动作的牵引

患者姿势： 侧卧（如果只对身体一侧施加牵引，则受牵引侧朝上），髋部屈曲60~90度。临床师将患者的腰椎向下旋转到待治疗的近颅侧腰椎节段处。

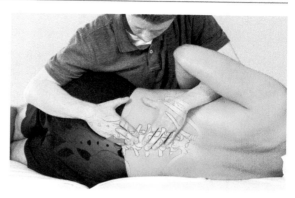

临床师姿势： 直接站在患者前方，面朝存在功能障碍的腰椎节段。

稳定机制： 临床师的颅侧前臂和手抵住患者的腰椎，用食指和中指固定住要治疗的颅侧腰椎节段。

松动术： 临床师的尾侧手臂和手置于患者的骶骨上，食指和中指置于要治疗的腰椎节段上。临床师施加牵引力，将相对患者其尾侧手臂和自己的身体（与患者的大腿相接触）作为一个整体朝患者尾侧移动。

技术目标： 提升腰椎的整体活动性。

注意： 在明确功能障碍的具体腰椎节段，这一牵引技术非常有用。

四点支撑式屈曲滑行

▶ 视频6.1展示了该技术。

患者姿势： 双手和双膝与髋同宽，呈四点支撑姿势。

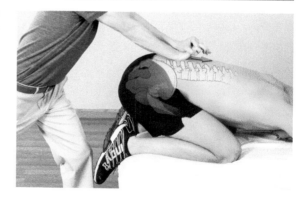

临床师姿势： 站在患者身后（如果需要治疗某一腰椎节段，临床师也可以站在患者身后或两侧）。

稳定机制： 无须直接稳定。

松动术： 临床师用豌豆骨或拇指牢牢抵住开展松动术的那段腰椎的棘突。在临床师用开展松动术的手维持住一股向颅骨的力的同时，患者把臀部向足跟方向下沉。

技术目标： 提升腰椎的屈曲能力。

注意： 一张高度较低的治疗床通常有助于临床师充分发挥身体的力学效果。

临床小贴士

为了查明腰椎的姿势错误，让患者俯卧，触诊其腰椎横突以找出所有基本平面内的对称点。然后让患者换成四点支撑或肘关节支撑的俯卧姿势，再继续触诊以确定可能会有的发现。这种做法能让临床师明确相对于其临近的腰椎而言，某一段腰椎的位置是偏低靠后，还是偏高靠前。

侧卧屈曲滑行

患者姿势：侧卧（如有单侧功能障碍，则将相关一侧朝上），髋部和膝关节屈曲60~90度。临床师将患者的腰椎向下旋转到待治疗的近颅侧腰椎节段处。

临床师姿势：直接站在患者前方，面朝存在功能障碍的腰椎节段。

稳定机制：临床师的颅侧手固定住存在功能障碍颅侧腰椎段的横突或棘突。

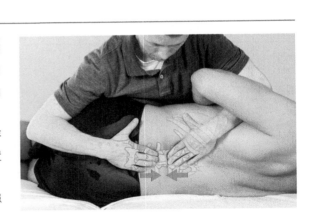

松动术：临床师将尾侧手（置于相关腰椎的尾侧面上）和自己的身体作为一个整体去松动相关段腰椎，以让患者的腰椎屈曲。

技术目标：提升腰椎的屈曲能力。

注意：这种松动术是用来屈曲或"打开"一段腰椎，有助于纠正"闭合性"限制（关节面被挤压至朝下朝后的情况）。

侧卧伸展滑行

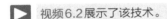 视频6.2展示了该技术。

患者姿势：侧卧（如有单侧功能障碍，则将相关一侧朝上）。临床师将患者的腰椎向下旋转到待治疗的近颅侧腰椎节段处。

临床师姿势：直接站在患者前方，面朝存在功能障碍的腰椎节段。将患者的双膝置于自己的前髋部位。

稳定机制：临床师的颅侧手的食指稳住患者存在功能障碍颅侧腰椎段的棘突。

松动术：临床师的尾侧手置于患者腰椎尾侧面的横突上。通过朝背向移动患者的下肢与骨盆，并试图接近目标段腰椎的棘突，来开展伸展松动术。

技术目标：提升腰椎的伸展能力。

注意：在开展松动术的过程中，要保持（患者的）膝关节与髋关节的角度不变。这种松动术试图要伸展或"关闭"相关段腰椎，纠正一种"闭合性"限制（关节面被挤压至朝上朝前的情况）。

腰椎后向前非短幅冲刺动作

患者姿势： 俯卧，双腿伸展，双臂放松。

临床师姿势： 站在患者体侧。

稳定机制： 无须直接稳定。

松动术： 临床师的豌豆骨或拇指置于开展松动术的那节腰椎的棘突上。开展松动术的手通过棘突朝腹侧向滑动腰椎。可以用另一侧手来引导开展松动术的手，或提供额外的力。

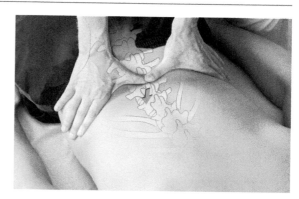

技术目标： 提升腰椎的整体活动性。

注意： 这一松动术可以促进腰椎间盘周围的体液扩展，也可以为关节面增加营养。

颅侧滑行牵引

患者姿势： 俯卧，双腿伸展，双臂放松。腰椎呈休息姿势或轻微屈曲。

临床师姿势： 站在患者体侧。

稳定机制： 临床师尾侧手的拇指置于接近患者颅侧的腰椎的棘突上。

松动术： 临床师颅侧手的拇指或豌豆骨置于患者颅侧腰椎棘突最为尾侧的那一面上。操作手以颅向和腹侧向（向上向前）滑动棘突。

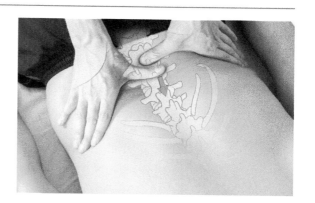

技术目标： 提升目标段腰椎的屈曲能力。

注意： 该松动术可能也会造成棘突靠近，从而促进目标段腰椎上方腰椎的伸展。为了提升舒适性，可在患者腹部下方垫一个枕头。

颅侧滑行靠近

患者姿势： 俯卧，双腿伸展，双臂放松。腰椎呈休息姿势或轻微屈曲。

临床师姿势： 站在患者体侧。

稳定机制： 临床师尾侧手的拇指置于接近患者尾侧的那节腰椎的棘突上。

松动术： 临床师颅侧手的拇指或豌豆骨置于患者颅侧腰椎棘突最为尾侧的那一面上。开展操作治疗术的手以颅向和腹侧向（向上向前）滑动棘突。

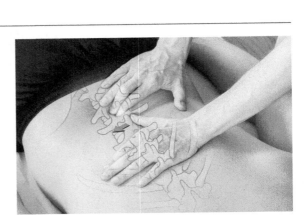

技术目标： 提升目标段腰椎的伸展能力。

注意： 该松动术可能也会促进目标段腰椎下方腰椎的屈曲，因为其棘突被施加了牵引。为了提升舒服性，可在患者腹部下方垫一个枕头。

俯卧关节间隙扩展滑行

患者姿势： 俯卧，双腿伸展，双臂放松。腰椎呈休息姿势。

临床师姿势： 站在患者体侧，面朝腰椎功能障碍处。

稳定机制： 临床师尾侧手的第二和第三根手指置于接近患者尾侧的那节腰椎棘突的侧面之上，与最近的关节面将要被扩展的那一侧相对。

松动术： 临床师颅侧手的拇指置于接近患者颅侧的那节腰椎棘突的侧面之上，与将要被扩展的关节面位于同侧。颅侧腰椎的棘突被外移，远离临床师，从而扩展最近的关节面。

技术目标： 减少腰椎旋转的姿势错误，也可能会放松发生障碍的关节面的关节滑膜层，或缓解椎间盘突出。

注意： 为了提升舒服性，可在患者腹部下方垫一个枕头。

侧卧关节间隙扩展滑行

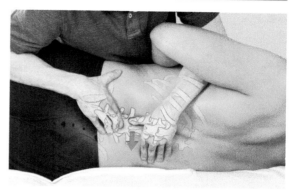

患者姿势： 侧卧，上方手臂置于临床师开展松动术的手臂之上。患者将双膝朝临床师移动，直到目标段腰椎感觉到了运动。上段躯干远离临床师旋转，直到目标段腰椎节段感觉到了运动。

临床师姿势： 站在患者前方。

稳定机制： 临床师尾侧手的手指置于接近患者尾侧腰椎棘突的侧面之上，对着最近的将被扩展开的关节面那一侧。

松动术： 临床师颅侧手的拇指置于接近患者颅侧的那节腰椎棘突的侧面之上，与将要被扩展的关节面位于同侧。颅侧腰椎的棘突被外移，远离临床师，从而扩展开最近的关节面。

技术目标： 减少腰椎旋转的姿势错误，也可能会放松发生障碍的关节面的关节滑膜层组织。

注意： 为了提升舒服性，可在患者腹部侧面的下方垫一个枕头。

俯卧侧屈滑行

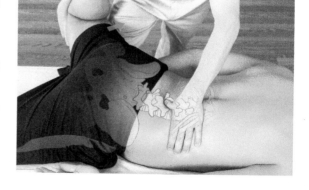

患者姿势： 俯卧，双腿伸展，双臂放松。腰椎呈休息姿势。

临床师姿势： 站在患者体侧。

稳定机制： 临床师颅侧手的拇指或食指置于患者颅侧腰椎棘突的尖端上方。

松动术： 临床师用尾侧手握住患者离自己最近的远端大腿的内侧，用手臂支撑住患者的小腿。然后，临床师将患者的这侧腿经过最大活动范围移至外展姿势，从而对更加尾侧的腰椎产生一股侧屈力量。

技术目标： 减少腰椎侧屈的姿势错误，并增进腰椎的侧屈能力。

注意： 为了提升舒服性，可在患者腹部下方垫一个枕头。

侧卧侧屈滑行（"掰面包"）

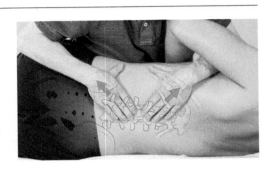

患者姿势： 双腿放松侧卧，位于身体上方的手臂搭在临床师的颅侧前臂上。

临床师姿势： 站在患者体侧，面朝腰椎功能障碍处。

稳定机制： 无须直接稳定。

松动术： 临床师在开展松动术的那一（几）段腰椎的棘突下勾起手指，把它们向外（朝天花板）推动，同时前臂发力，将胸椎和骨盆相互推离。临床师主要使用自身体重朝尾侧滑动髂嵴。

技术目标： 减少腰椎侧屈的姿势错误，并提升腰椎的侧屈功能。

注意： 该滑动技术可以当作一种短幅冲刺动作/操作治疗术加以开展。临床师也可以通过松动脊柱旁的软组织来治疗患者的脊柱内侧部分，以缓解肌肉痉挛。

腰椎关节间隙扩展的短幅冲刺动作

▶ 视频6.3展示了该技术。

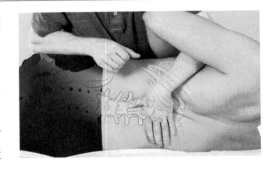

患者姿势： 侧卧，将有功能障碍的那一侧腰椎朝上，双手握住对侧的手腕。位于下方的腿伸展，上方的腿屈曲至目标段腰椎感觉到运动时停止。上方的足放在下方的腿上。

临床师姿势： 站在患者面前，颅侧手臂穿过患者（屈曲着的）上方的手臂。临床师的尾侧前臂置于患者的臀部。

稳定机制： 临床师旋转患者的胸椎，直到它与治疗床约成45度，或直到有功能障碍的腰椎处感受到运动时停止。临床师用颅侧手的拇指稳住即将实施操作治疗术段腰椎上方腰椎的棘突。

松动术： 临床师把尾侧前臂置于患者的臀部，相对于其身体向前向下推。

技术目标： 扩展处于闭合的腰椎关节面。

注意： 根据患者朝向和功能障碍段腰椎所处位置的不同，冲刺动作的角度可能会大不相同。

临床小贴士

在开展高速短幅冲刺动作之前，要确保事先开展过彻底的主观、客观检查以排除危险症状，并根据需要小心执行。危险症状包括骨折、手术移植部位受压、类风湿性关节炎、骨关节炎。若患者怀孕或患有腰椎间盘突出，也需要谨慎对待。

腰椎后下方向的短幅冲刺动作

患者姿势： 侧卧，有功能障碍的那一侧腰椎朝上，双手握住对侧的手腕。位于下方的腿伸展开，上方的腿屈曲至目标段腰椎感觉到运动时停止。上方的足置于下方的腿上。

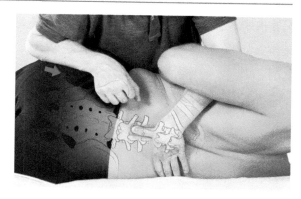

临床师姿势： 站在患者面前，颅侧手臂穿过患者（屈曲着的）上方手臂。临床师的尾侧前臂置于患者的臀部。

稳定机制： 临床师旋转患者的胸椎，直到目标段腰椎感受到运动时停止。临床师用颅侧手的拇指稳住目标段腰椎上方腰椎的棘突。

松动术： 临床师把尾侧前臂置于患者的臀部，相对于其身体向后向上实施短幅冲刺动作。

技术目标： 闭合一个处于打开位置上（即向上向前）的腰椎关节面。

注意： 将患者朝临床师的身体转动，可能有助于发挥身体的力学效应，并能施加更大的压力。也可通过颅侧手的拇指施加推力，不过，建议仅以这种方式施加20%的推力。这种方式应只能充当次要的施力手段。

髋骨后旋

 视频6.4展示了该技术。

患者姿势： 身体待治疗一侧朝上侧卧，（同侧的）髋部和膝关节屈曲成90度；非治疗一侧的髋部和膝关节保持自然状态。

临床师姿势： 面朝患者髋部站在其身前。

稳定机制： 患者将离治疗床最近一侧下肢伸展开来，以稳定髋骨。

松动术： 临床师将一侧手置于患者的上方髂嵴上，其手掌置于髂前上棘，另一侧手

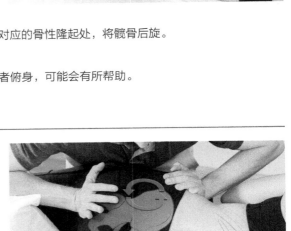

置于下方的坐骨结节上。双手并用置于各自对应的骨性隆起处，将髋骨后旋。

技术目标： 矫正前旋的髋骨。

注意： 临床师为了获得力学上的优势而朝患者俯身，可能会有所帮助。

髋骨前旋

 视频6.5展示了该技术。

患者姿势： 身体待治疗一侧朝上侧卧，（同侧的）髋部和膝关节不要有任何的屈曲；非治疗一侧（下方）的髋部和膝关节屈曲成90度。

临床师姿势： 面朝患者髋部站在其身前。

稳定机制： 患者将离治疗床最近一侧下肢伸展开来，以稳定髋骨。

松动术： 临床师将一侧手置于患者的髂前上棘，另一侧手置于下方的坐骨结节上。双手并用置于各自对应的骨性隆起处，将髋骨前旋。

技术目标： 矫正后旋的髋骨。

注意： 临床师为了获得力学上的优势而朝患者俯身，可能会有所帮助。

俯卧外张滑行

患者姿势： 俯卧，双臂不要挡住骨盆。

临床师姿势： 在待治疗一侧的髋骨站立或保持坐姿。

稳定机制： 患者的体重充当稳定力量。

松动术： 临床师将一侧手横置于患者相关一侧的髂后上棘上。这只手在松动过程中，对髂后上棘施加一股向内的力。另一侧手触诊同侧的髂前上棘，并向外拉它。

技术目标： 矫正内张的髋骨。

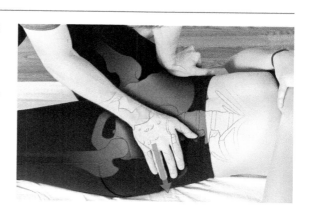

注意： 临床师若蹲下或保持坐姿可能会有所帮助，这样利于肘关节伸直并在患者的冠状面开展治疗动作。如有需要，为了提升舒适性可在患者的腹部下方垫一个枕头。

仰卧外张滑行

患者姿势： 仰卧，待治疗的髋部屈曲至90度。

临床师姿势： 在待治疗一侧的髋部站立，将患者屈曲着的那侧腿的膝关节置于自己的尾侧手和躯干之间。

稳定机制： 患者的体重充当稳定力量，临床师围绕着患者屈曲腿膝关节的那侧手和躯干也起到稳定作用。

松动术： 临床师的颅侧手旋后，将手掌置于髂前上棘，向后、向外松动髋骨。

技术目标： 矫正内张的髋骨。

注意： 保证开展松动术的手的肘关节接近伸展状态，并位于髂前上棘内侧，以利用体重使目标部位朝正确的方向松动。

内张滑行

患者姿势：仰卧，双臂不要挡住骨盆。

临床师姿势：临床师靠着要治疗的髋骨站立或保持坐姿。

稳定机制：患者的体重充当稳定力量。

松动术：临床师将一侧手横置于患者相关一侧的髂前上棘。这只手在松动过程中，对髂前上棘施加一股向内的力。另一侧手触诊同侧的髂后上棘，并向外拉它。

技术目标：矫正外旋的髋骨。

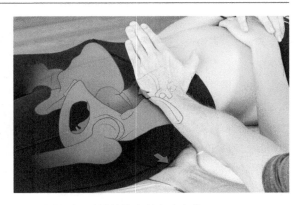

注意：临床师若蹲下或保持坐姿可能会有所帮助，这样利于肘关节伸直并在患者的冠状面开展治疗动作。

髋骨下滑行

患者姿势：俯卧，小腿靠近治疗床尾端。

临床师姿势：面对患者站在其足端。

稳定机制：患者的体重充当稳定力量。

松动术：临床师用双手握住患者受影响侧小腿的足踝，将其抬起，并且使髋部伸展到一个合适的范围，然后施加向下的力。

技术目标：矫正髋骨上滑功能障碍。

注意：如果需要更加稳定，患者可以握住治疗床。

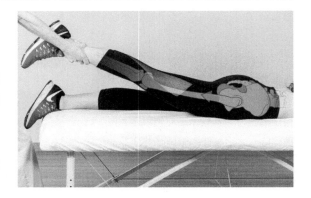

髋骨上滑行

患者姿势： 俯卧，将待治疗那一侧的下肢和髋骨从治疗床边缘上放下来。患者可以将足趾踮在地上，也可以把足踝置于临床师的两侧大腿之间，还可以把放下来的这侧腿放置于椅子上。

临床师姿势： 站在患者身后，面向患者头部方向。

稳定机制： 患者的体重充当稳定力量。

松动术： 临床师将一侧手的掌根置于患者坐骨结节的下表面上，并朝上/头方向松动它。

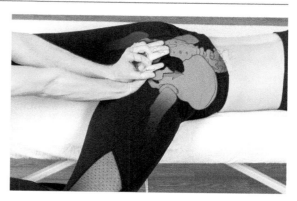

技术目标： 矫正髋骨下滑功能障碍。

注意： 如有需要，患者可握住治疗床边缘。临床师可调整患者屈髋的程度，以根据需要调整髋骨的位置。为了使用力学上的优势，临床师开展松动术的手臂的肘关节应伸展开来。

耻骨下滑行

患者姿势： 仰卧。

临床师姿势： 面对患者的双足，站在治疗床顶端。

稳定机制： 患者的体重充当稳定力量。

松动术： 临床师双手交叠，下面那侧手的掌根刚好置于患者耻骨支上面的耻骨联合处的旁边，然后朝下松动耻骨。

技术目标： 纠正耻骨上移的问题。

注意： 临床师应当确保，患者是为了治疗

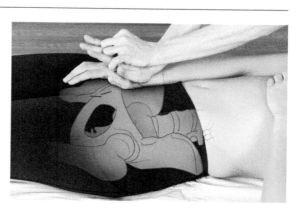

过程更舒适而伸开手指的。临床师可以让患者自己找准耻骨的位置，为了增加舒适度，可以（让自己的手）在患者的手上开展松动术。

耻骨上滑行

患者姿势：仰卧。

临床师姿势：面对患者的头部，站在治疗床尾端。

稳定机制：患者的体重充当稳定力量。

松动术：临床师双手交叠，下面那侧手的掌根刚好置于患者耻骨支下面的耻骨联合处的旁边，然后朝上松动耻骨。

技术目标：纠正耻骨下移的问题。

注意：临床师应当确保，患者是为了治疗
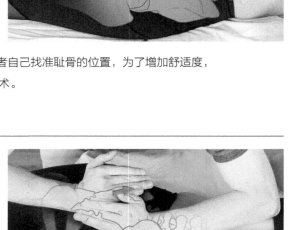

过程更舒适而伸开手指的。临床师可以让患者自己找准耻骨的位置，为了增加舒适度，可以（让自己的手）在患者的手上开展松动术。

双侧骶骨侧屈滑行

患者姿势：俯卧，在腹部下方垫一个枕头，以限制腰椎前凸。

临床师姿势：站在患者体侧，面朝患者骶髂关节。

稳定机制：临床师颅侧手的尺面置于患者对侧的骶骨底上，以自下提供一股稳定力量。

松动术：临床师尾侧手的尺面置于同侧骶角的侧下方，然后向上松动骶骨的同侧面。

技术目标：矫正侧屈的骶骨。

注意：为了最大限度地使用力学优势和最佳松动方向，临床师的前臂应靠近骶骨的水平面。

单侧骶骨侧屈滑行

患者姿势： 俯卧，在腹部下方垫一个枕头，以限制腰椎前凸。

临床师姿势： 站在患者的骶髂关节后方。

稳定机制： 患者的体重充当稳定力量。

松动术： 临床师双手交叠，下面那侧手的掌根置于同侧骶角的侧下方，然后向上松动术骶骨的同侧面。

技术目标： 矫正侧屈的骶骨。

注意： 为了最大限度地使用力学优势和最佳松动方向，临床师的前臂应靠近骶骨的水平面。

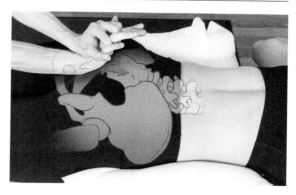

针对向后上浮骶骨的旋转

患者姿势： 俯卧，在腹部下方垫一个枕头，以限制腰椎前凸。

临床师姿势： 站在患者体侧，对着要治疗的那一侧骶骨。

稳定机制： 患者的身体抵着治疗床，充当稳定力量。

松动术： 临床师双手交叠，下面那侧手的掌根置于要治疗的那一侧的骶骨底之上，然后向前松动骶骨底。

技术目标： 矫正向后上浮的骨盆。

注意： 让患者靠近治疗床边缘俯卧，可能会让临床师使用上力学优势。

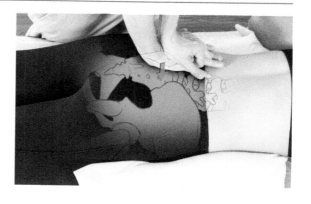

针对向前下沉骶骨的旋转

患者姿势： 俯卧，在腹部下方垫一个枕头，以限制腰椎前凸。

临床师姿势： 临床师站在患者体侧，对着骶髂关节。

稳定机制： 临床师起稳定作用的那侧手置于离自己最近的髂后上棘之上，以防止髋骨的后移。患者抵着治疗床的身体将充当稳定力量。

松动术： 临床师将开展松动术的手置于离自己最远的下外骶骨尖上，提供一股向前的力量。

技术目标： 矫正被松动的下外骶骨尖对侧的前切的骶骨底。

注意： 让患者靠近治疗床边缘俯卧，可能会让临床师使用上力学优势。

仰卧骶髂短幅冲刺动作

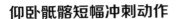 视频6.6展示了该技术。

患者姿势： 仰卧，双手手指交叉抱着颈部，双肘在下巴下方靠拢。骨盆置于治疗床上最靠近临床师的那一侧，足和头朝相反方向摆置。足踝交叉。

临床师姿势： 临床师将颅侧手臂穿过患者前臂和上臂之间的空间，将其身体转向自己，然后将颅侧手按在治疗床上。

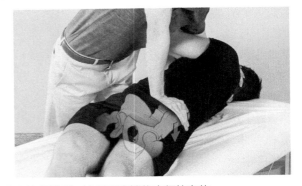

稳定机制： 起稳定作用的是临床师置于治疗床上的颅侧手，这只手支撑临床师的身体。

松动术： 临床师将开展松动术的手置于对侧的髂前上棘之上，并向后推。应滚动患者的身体，直至对侧的髂骨离开治疗床面。

技术目标： 这种短幅冲刺动作并非是专门针对骶髂关节的技术。

注意： 临床师应确保，患者在滚动身体后还维持着对侧躯干的侧屈姿势。

临床小贴士

临床师和患者应当理解，"啪"的一声并非必要，并且可能与临床疗效无关。在没有听到"啪"的一声或没有空穴现象的情况下，可能要尝试开展两次短幅冲刺动作。

侧卧骶髂短幅冲刺动作

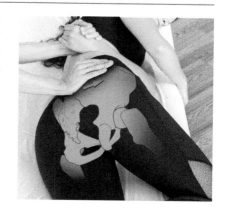

▶ 视频6.7展示了该技术。

患者姿势： 侧卧，有功能障碍的那一侧朝上。下方的腿伸展开，上方的腿屈曲，直到上方的足能够落到下方腿的后面。上方腿的膝关节放置于治疗床上，略微超过治疗床边缘。上方的手握住治疗床，下方的手搭在腰侧，向后够临床师的手并握住它，下方手臂的肘关节始终置于治疗床上。

临床师姿势： 站在患者身后，颅侧手握住患者的手，尾侧手置于患者髂后上棘上方。

稳定机制： 患者通过维持下方肘关节与治疗床的接触来增加稳定性。

松动术： 临床师通过置于患者髂后上棘的尾侧手，以相对于患者向前向外的方向推动。

技术目标： 该短幅冲刺动作并非专门针对骶髂关节的技术。

注意： 为了最大限度地发挥该短幅冲刺动作的力学作用，临床师应将相对患者尾侧的腿伸展开来，相对患者颅侧的腿则屈曲成弓步姿势。

支持针对各种腰椎和骨盆关节病症开展徒手治疗方法的研究证据

相关研究	研究情况/患者情况	干预措施/对比	结果
针对腰椎神经根病症使用短幅冲刺动作和非短幅冲刺动作松动术：B 级			
莱伊宁格尔（Leininger et al., 2011）（1a 级）	11 项研究（2132 名参与者）	徒手治疗方法与牵引、运动或穿束身衣相比	徒手治疗方法比其他方法更有利于缓解疼痛和优化患者的主观感受
		徒手治疗方法与热敷相比	徒手治疗方法有利于缓解疼痛
		徒手治疗方法与化学溶核术相比	徒手治疗方法有利于缓解疼痛和改善残疾水平
		徒手治疗方法与伪徒手治疗方法相比	徒手治疗方法有利于缓解疼痛
		徒手治疗方法与药剂、按摩和透热疗法、卧床休息、后背治疗方法或涂起安慰剂作用的药膏相比	徒手治疗方法有利于缓解疼痛和改善残疾水平，减小（俯身弯腰时）手指（尖）与地面的距离，提升直腿抬高的高度
			徒手治疗方法有利于改善功能障碍
		徒手治疗方法与仪器治疗、稳定性运动或无治疗相比	稳定性运动有利于缓解疼痛、改善功能障碍与残疾水平，徒手治疗方法和稳定性运动的疗效都优于控制组（无治疗）
			徒手治疗方法有利于缓解疼痛
		徒手治疗方法 + 运动与运动或控制相比	运动有利于缓解疼痛，徒手治疗方法 + 家庭训练计划与运动的疗效优于教育
		徒手治疗方法与运动相比	徒手治疗方法 + 运动 + 水疗方法有利于缓解疼痛和改善残疾水平
		徒手治疗方法 + 家庭训练计划与运动或教育相比	徒手治疗方法有利于缓解疼痛
		徒手治疗方法 + 运动 + 水疗方法与卧床休息或教育相比	从研究中得出的总体建议：有适量的研究证据表明，徒手治疗方法对急性症状有效；有质量较低的研究证据支持徒手治疗方法对慢性症状有效
		徒手治疗方法与牵引相比	
针对下背痛使用短幅冲刺动作和非短幅冲刺动作松动术：B 级			
布荣佛尔特（Bronfort et al., 2004）（1a 级）	31 项研究（5202 名参与者）	多种组（徒手治疗方法和物理治疗方法）与一般性医疗护理、服用非甾体消炎药、透热治疗方法、训练、教育、软组织治疗方法或控制组相比	有适量的研究证据表明，就急性下背痛而言，徒手治疗方法比透热治疗方法具有更好的短期效果
			有限的研究证据表明，就急性下背痛而言，徒手治疗方法比透热治疗方法、训练加教育具有更好的短期效果
			有适量的研究证据表明，就慢性下背痛而言，徒手治疗方法 + 训练的短期和长期疗效与服用非甾体消炎药加训练类似
			有适量的研究证据表明，就改善慢性下背痛造成的长期残疾水平而言，徒手治疗方法的效果比物理治疗方法和家庭训练计划更好
			有适量的研究证据表明，就慢性下背痛而言，徒手治疗方法在短期内的效果优于一般性医疗护理和安慰剂组；在长期内，患者得到改善的效果好过物理治疗方法
			有适量的研究证据表明，就急慢性混合型下背痛而言，徒手治疗方法在短期内缓解疼痛的效果胜过教育
			短期和长期内都有适量的研究证据表明，就急慢性混合型下背痛而言，徒手治疗方法在缓解疼痛或改善残疾水平方面的效果，与麦肯基治疗方法、一般性医疗护理、软组织治疗方法、物理治疗方法以及教育相仿

相关研究	研究情况/ 患者情况	干预措施/对比	结果
针对下背痛使用短幅冲刺动作和非短幅冲刺动作松动术：B级			
斯拉文 （Slaven et al., 2013）（1a级）	8项针对脊柱疼痛的研究，包括2项针对下背痛的研究（260名参与者）	特定段与非特定段脊柱关节松动术相比	脊柱的关节松动术对缓解静息状态和动作相关的剧烈疼痛均有效果。与特定段脊柱关节松动术相比，非特定段脊柱松动术对腰椎的治疗效果更好
鲍尔斯 （Powers et al., 2008）（2b级）	30名成年人（19名女性），18~45岁	后向前松动术与俯卧撑相比	在降低平均疼痛指数和扩大腰部伸展范围方面，两组都有明显效果，支持采用后向前松动术或俯卧撑（作为治疗手段）
针对骶髂关节综合征采用短幅冲刺动作和非短幅冲刺动作松动术：D级			
卡玛利与肖克利 （Kamali & Shokri, 2012） （2b级）	32名女性	骶髂关节操作治疗术与骶髂关节操作治疗术加腰椎操作治疗术相比	在缓解疼痛和改善残疾水平方面，两组都具有明显的效果；不过，骶髂关节操作治疗术加腰椎操作治疗术比单独的骶髂关节操作治疗术能更有效地改善残疾水平

上肢的松动术与操作治疗术

第3部分包括了讲述肩、肘、手和手腕的各章。第7章涵盖了针对肩部所有关节的各种治疗技术，包括胸锁、肩锁、盂肱、肩胸关节。一般而言，肩部的大多数病理变化都发生在盂肱关节处，但肩部各关节之间的联系十分密切，这使懂得如何增强肩部所有关节的活动性，对维持肩关节完整的功能而言十分重要。第8章谈到了肘部的3个关节——肱尺、肱桡、桡尺近侧关节。肘部各关节的活动主要是屈曲、伸展和前臂的旋转。第9章则涉及远端的前臂、手腕、手和手指。

本部分还包括对相应技术的专门指导，这些指导都带有详细的图解照片，以帮助治疗师准确地掌握治疗技术。所描述的治疗技术包括多种姿势。为了那些难以实现某一姿势的患者，部分姿势有所调整。目前支持采用这些治疗技术的证据被纳入每章末尾的表格中。

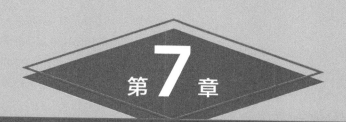

第7章

肩关节

学习目标

完成本章的学习后，你将能够做到以下几点。

◆ 描述肩部复合体的骨骼和软组织解剖结构。

◆ 明确肩部复合体的关节运动学。

◆ 描述肩部松动术的姿势、动作和目标。

◆ 明确支持针对肩部开展关节松动术的研究证据。

肩关节实际上是一个复杂的复合体，该关节由4个不同的附属关节协同工作，使其成为人体活动度最大的关节。该复合体的每一个关节，就其自身而言都是独一无二的。由于存在这种复杂的关节之间的相互作用，一个关节的活动受限，将会造成近端或远端关节的活动受限，从而导致肩部功能障碍。所以，为了给那些肩部功能障碍患者提供最理想的治疗，充分理解这些关节的独特运动方式，就显得极为重要。

引起肩部这一复合体活动受限的损伤有很多种。大部分损伤都发生在盂肱关节内部或周围。盂肱关节处的损伤可能包括盂唇撕裂、肩袖肌群病症与撕裂以及关节囊炎。其他令胸锁关节或肩锁关节受伤的原因可能是韧带扭伤，而肩胸关节损伤往往是过度使用的后果。

解剖结构

肩部是一个由多块骨骼和多个滑膜关节组成的复合关节结构。其5块骨骼和4个不同的关节令其可在较大的范围内运动。肩关节这个复合体由盂肱关节、肩锁关节、胸锁关节以及肩胸关节构成。每一个关节都是独特的，为了合理治疗肩部功能障碍患者，需要充分理解每个关节的解剖结构与运动学。

盂肱关节

盂肱关节（图7.1）是一个多轴的球窝滑膜关节，在三个维度上都有较大的自如活动范围。其真正的关节连接处位于一个较浅的凹状的盂窝和一个较大的凸状的肱骨之间。其静态稳定通过盂肱韧带、关节囊和盂唇实现，动态稳定则主要通过肩袖肌群的各块肌肉实现。

盂肱关节有一个较大的关节囊和相关韧带，其覆盖的表面积大约是肱骨头的两倍。盂肱关节囊内部衬有滑膜，从肩胛盂颈部或盂唇延伸到近端骨干或解剖颈。组成盂肱关节的韧带是：盂肱上韧带、盂肱中韧带和盂肱下韧带（图7.2）。盂肱上韧带从肱二头肌长头附着处附近的盂唇上部以及喙突底部开始，延伸到肱颈的上方。当手臂完全内收时，或是当手臂下移时，盂肱上韧带就会拉紧。盂肱中韧带起于盂上结节和盂唇的前上部分之下，没入肱骨小结节的正中间。盂肱中韧带能够限制手臂内收至约45度范围内产生的向前的力量，还能限制手臂在体侧的最大限度外旋。

盂肱下韧带是一大丛复杂的韧带，其近端附着在关节盂窝的前下缘上并连接至盂唇。其远端附着点包括肱骨解剖颈的前缘和后下缘。这个复杂的韧带既有前束韧带又有后束韧带，这个韧带在这些束之间构成了一个类似吊床的组织。盂肱下韧带可限制肱骨的多个动作。当肩部外展至90度时，它会成为限制肩部下移的主要力量。另外，当肱骨外展成90度时，前移和后移都受到限制，而外旋和内旋也会受到限制。当外展的同时外旋时，盂肱下韧带会妨碍前移，而若是外展的同时内旋，盂肱下韧带则会限制后移。

胸锁关节

胸锁关节（图7.3）是唯一真正连接上肢与中轴骨的关节。这是一个鞍状的动关节型滑膜关节。由于这种马鞍的形状，锁骨和胸骨的内端便带着固有的不稳定性。在这两个骨质结构之间，存在着一个有助于增加关节稳定性且有助于缓冲的关节软骨盘。胸锁关节严重依赖韧带所提供的稳定性，所依赖的结构包括前后胸锁韧带、肋锁韧带、锁间韧带以及胸锁关节囊。对前后锁骨的限制是由前后胸锁韧带和胸锁关节囊产生的。锁骨的上升则受到肋锁韧带的限制。

肩锁关节

肩锁关节（图7.4）是一个位于锁骨和肩峰远端的平坦的滑膜关节。肩锁关节是一个平坦的动关节型滑膜关节，它可以在三个维度上自如活动。在两个结构（肩锁关节）之间，存在着一个纤维软骨（关节）盘。该关节有几条韧带用于提供静态稳定性。肩锁关节有一个包围着自己的关节囊，关节囊上有相对于该关节而言位置适中的锥状韧带和斜方韧带，可额外增加稳定性。前后移位会受到肩锁关节囊的限制。肩峰的下降或锁骨的上升会受到关节囊以及锥状韧带和斜方韧带的限制。

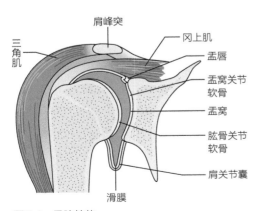

图7.1 盂肱关节

标注：
- 肩峰突
- 冈上肌
- 三角肌
- 盂唇
- 盂窝关节软骨
- 盂窝
- 肱骨关节软骨
- 肩关节囊
- 滑膜

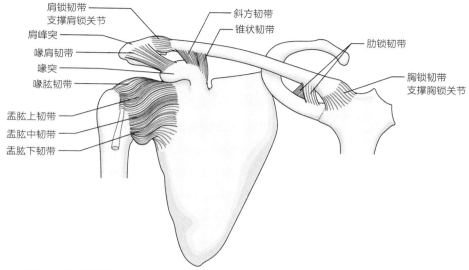

肩锁韧带
支撑肩锁关节
肩峰突
喙肩韧带
喙突
喙肱韧带
盂肱上韧带
盂肱中韧带
盂肱下韧带

斜方韧带
锥状韧带

肋锁韧带

胸锁韧带
支撑胸锁关节

图7.2　盂肱关节囊

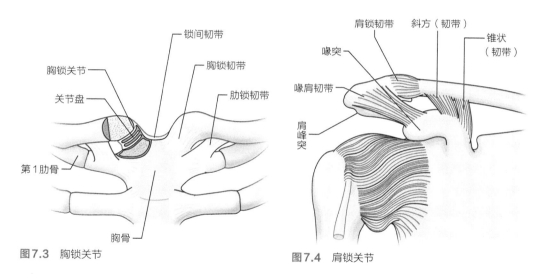

锁间韧带
胸锁关节
关节盘
胸锁韧带
肋锁韧带
第1肋骨
胸骨

图7.3　胸锁关节

肩锁韧带
喙突
喙肩韧带
肩峰突
斜方（韧带）
锥状
（韧带）

图7.4　肩锁关节

临床小贴士

在手术后，患者肩部产生僵硬现象和随之而来的疼痛较常见。这些因肩袖肌群的修复到（盂）唇的修复而造成的损伤，都会干扰关节囊和相关的组织结构。由于受伤，肩关节便容易受到激惹和产生炎症。受限的运动并不总是能随着需要被修复结构的愈合而自行恢复。重要的是，临床师要评估患者肩关节的被动活动性，以确保肩关节能让肩部具有正常且适当的被动活动能力。

临床小贴士

肩胛运动障碍是一种非正常的肩胛运动状况，可能是肩部静止休息时的运动障碍，也可能是肩部主动运动期间出现的障碍。这些非正常的运动可能是由肩胛动态稳定肌的弱点引起的。然而，部分运动模式的改变可能也包括了盂肱关节活动受限。关节囊向下和向后的活动受限，可能会改变正常的肩胛肱骨运动节律，从而导致肩胛在上升时提早和过快地上旋。应始终评估关节囊向下和向后的活动性，以确保其具有正常的活动能力。

肩胸关节

　　肩胸关节不被认为是一个真正意义上的关节，因为它不具备与一个正常的滑膜关节相同的所有特征。该关节是一个位于宽大而平坦的三角形肩胛骨和胸部与肋骨后侧方之间的非滑膜关节。

关节运动学

　　肩关节有一套复杂的、独特而鲜明的关节运动学。下列描述的关节运动学，是由肩关节的骨骼表面、其中的软骨结构以及包围着它的软组织引起的。

盂肱关节

　　盂肱关节的运动发生在三个运动平面当中。肩部的屈曲、伸展是围绕着内外方向的旋转轴所发生。肩部的内收、外展是围绕着前后方向的旋转轴展开的。而（肩部的）内旋、外旋则是围绕着上下方向的旋转轴所进行。

　　肩部的屈曲发生在矢状面中，它是盂肱关节沿着盂面旋转而产生的（图7.5）。只要运动发生在矢状面中，盂肱关节就无须做出与其他肩部运动相伴产生的滚动与滑动。有不同的意见说，在肩部屈曲时会发生旋转现象。在超过90度的抬升过程中，由于喙肱韧带紧张，可能

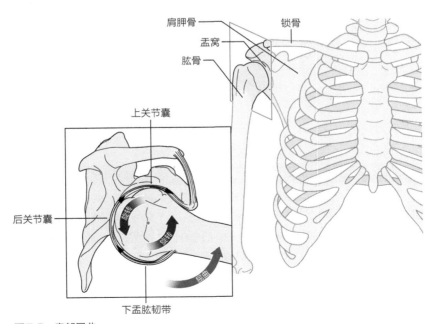

图7.5 肩部屈曲

会出现轻微的内旋。肩部伸展会发生在矢状面中，它是盂肱关节在盂面上旋转而产生的，与肩部屈曲时发生的情况相反。

　　肩部外旋围绕着上下方向的旋转轴发生在水平面中。随着肱骨的外旋，凸状的肱骨会向后滚动（图7.6）。由于盂窝的凹面比肱骨的凸面小，肱骨将会在后滚的同时向前滑动，以免脱离盂窝的后部。肩部内旋围绕着上下方向的

旋转轴发生在水平面中。随着肱骨进入内旋姿势，凸状的肱骨会在肩盂上向前滚动，在向前滚动的同时，肱骨还会向后滑动。

　　肩部的内收、外展围绕着矢状轴发生在冠状面。内收、外展过程中的旋转中心即为肱骨的中心。由于凸状的肱骨在外展时向上滚动，所以还会发生向下滑行运动（图7.7）。在肩部内收的过程中，肱骨会向下滚动，同时还会发生上滑运动。

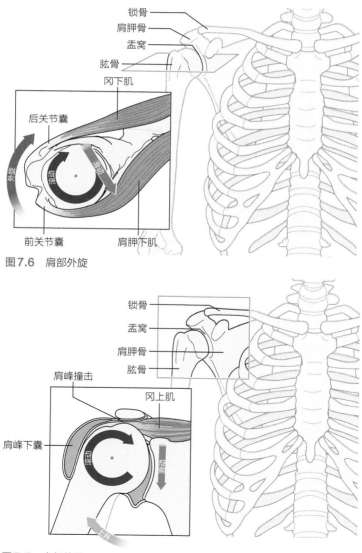

图7.6　肩部外旋

图7.7　肩部外展

胸锁关节

胸锁关节是一个鞍状关节，它可以在三个维度上自如活动。通常，鞍状关节只能在两个维度上自由运动，但该关节还可以做少量的旋转运动。锁骨围绕着前后方向的旋转轴在冠状面中进行上升和下降运动。前突与后缩围绕着纵轴发生在水平面中。前旋与后旋围绕着冠状轴发生在矢状面中。

胸锁关节的上升发生在凸状的锁骨内侧和凹状的胸骨之间。在上升时，锁骨的内端会向上滚动并向下降或向下滑动，同时锁骨的外端会上升（图7.8）。在锁骨内端胸锁关节处向下滚动并向上滑动时，锁骨就会下降（图7.9）。

胸锁关节的前突围绕着纵轴沿着水平面发生。锁骨内端是凹状的，因而该部位会同时向前滚动和滑动。胸锁关节后缩时，凹状的锁骨内端会向后滚动与滑动（图7.10）。胸锁关节处的少量旋转，围绕着冠状轴发生在矢状面中。前旋和后旋都是内侧锁骨沿其长轴旋转而产生的。

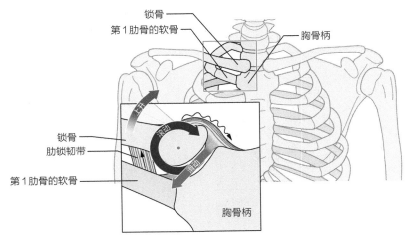

图7.8 锁骨上升

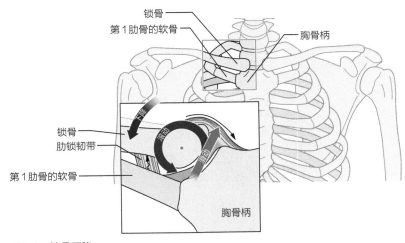

图7.9 锁骨下降

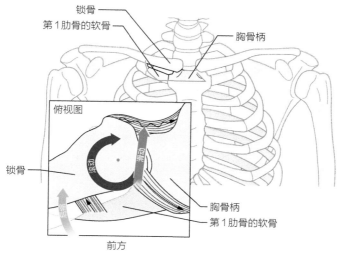

锁骨
第1肋骨的软骨
胸骨柄

俯视图

锁骨

胸骨柄
第1肋骨的软骨

前方

图7.10　肩部后缩

肩锁关节

肩锁关节是一个平坦的滑膜关节，它能让肩胛骨上下运动，还能让其做一定幅度的前后倾斜。上下旋转会围绕着斜向的前后轴发生在前面，而倾斜运动则会围绕着斜向的冠状轴发生在矢状面中。肩锁关节处的内旋和外旋将围绕着纵轴发生在水平面中。肩锁关节真正的关节运动学原理没有得到广泛讨论，这是因为相关研究较为有限，且研究结论并不一致。我们将其视为一个关节表面在另一个关节表面上进行前后滑动的平面关节。

肩胸关节

肩胸关节不是真正意义上的关节，因而没有关节运动学意义上的运动。不过，本书还是会描述其松动术操作，以帮助那些该部位僵硬且失去肩胛骨被动运动能力的患者量身制定更具针对性的运动。肩胛处的被动运动和主要运动中所描述的一样。肩胸关节的主要运动是上升与下降、上旋与下旋、内收与外展、内旋与外旋（图7.11）。其他关节不常见而为肩胸关节所特有的动作是进行前后倾斜与翼状肩胛的运动。

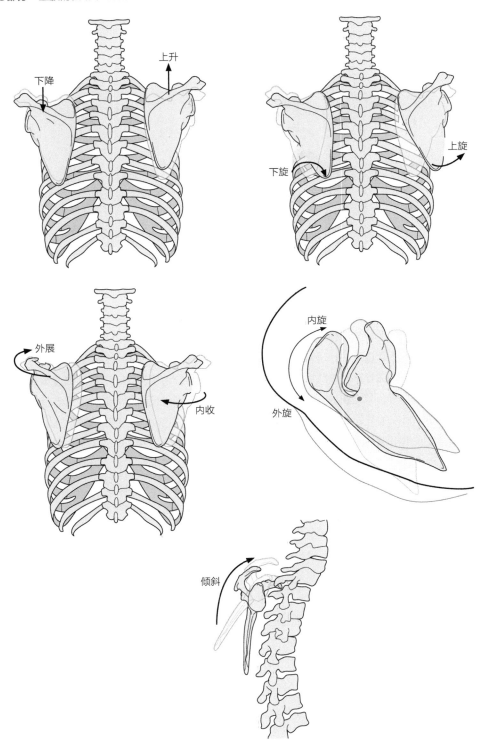

图7.11 肩胸关节运动

肩关节的关节学

关节面	紧张位	休息位	关节囊模式	标准活动范围	末端感觉
盂肱关节					
肩盂：凹状 肱骨：凸状	完全外旋与完全外展	55~70度外展30度水平内收，休息位旋转	外旋比外展更加受限，外展比内旋更加受限	屈曲：180度 外展：180度 内旋：70度 外旋：90度	屈曲：组织牵拉感 外展：骨性接触或组织牵拉感 外旋：组织牵拉感 内旋：组织牵拉感 伸展：组织牵拉感 内收：组织牵拉感 水平内收：组织牵拉或软组织靠近感 水平外展：组织牵拉感
胸锁关节					
胸骨柄：由近及远侧呈凹状（上升/下降）；由腹侧及背侧呈凸状（前突/后缩） 锁骨：由近及远侧呈凸状（上升/下降）；由腹侧及背侧凹状（前突/后缩）	手臂抬到最高处	锁骨在水平位，肩胛骨在棘突一侧5厘米处，肩胛骨的上角在第2肋骨处、下角在第7肋骨处	完全地上升受到限制	上升：10~15度 前突与后缩：15~30度 后旋：15~31度	未描述
肩锁关节					
肩峰：凹状 锁骨：凸状	手臂外展至90度	锁骨在水平位，肩胛骨在棘突一侧5厘米处，肩胛骨上角在第2肋骨处、下角在第7肋骨处	完全地上升受到限制	上旋：30度 下旋：17度	未描述
肩胸关节					
胸部：凸状 肩胛骨：凹状	没有，不是真正的滑膜关节	锁骨在水平位，肩胛骨在棘突一侧5厘米处，肩胛骨上角在第2肋骨处、下角在第7肋骨处	没有，不是真正的滑膜关节	因为不是真正意义的滑膜关节，所以未描述其活动范围	未描述

松弛位牵引

患者姿势： 仰卧，手臂在肩胛平面中外展55~70度，并屈曲30度。

临床师姿势： 面朝患者头部站立。

稳定机制： 临床师从内外两侧握住患者的近端肱骨。患者的手处于临床师的肘关节和躯干之间。

松动术： 临床师的双手与患者的近端肱骨成约90度，将其从肩盂关节表面移开，向患者外侧、腹侧、下方移动肱骨。

技术目标： 提升关节囊的整体活动性。

注意： 该技术可能会（对临床师）有体力上的要求。

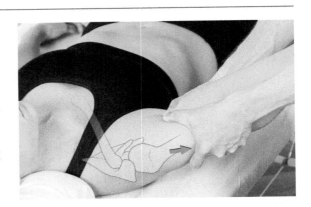

屈曲状态下侧向牵引

患者姿势： 仰卧，肩关节屈曲90度，肱骨在水平方向上轻微内收。

临床师姿势： 靠近患者的肩部，站在其体侧，近侧手置于患者的近端肱骨上，远侧手在患者肘关节附近稳定住肱骨。

稳定机制： 患者的体重会起到稳定作用。

松动术： 临床师将患者的肱骨在冠状面向侧向牵引。

技术目标： 对上下关节囊施以较好的牵拉。

注意： 临床师可以运用内旋或外旋，有选择地将后关节囊拉紧或放松到需要的程度。临床师也可以向尾侧施展松动术，以牵拉下关节囊。

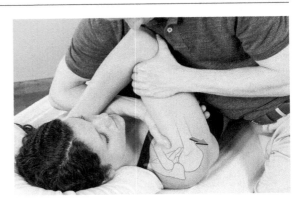

仰卧松弛位向下滑行

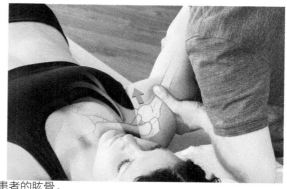

▶ 视频7.1展示了该技术。

患者姿势：仰卧，肱骨外展55~70度，并屈曲30度。

临床师姿势：靠近患者肩部朝着其头部站立，转身面朝患者双足方向。

稳定机制：临床师的近侧手接触患者上肱骨的近端，远侧手则在肘关节的正上方稳定住肱骨。

松动术：临床师向下、向前并轻微向外松动患者的肱骨。

技术目标：治疗盂肱关节上升时出现的附属活动受限症状。

注意：由于关节盂呈倾斜状态，则可能需要做一些轻微的向患者外侧方向的牵引。

坐姿松弛位向下滑行

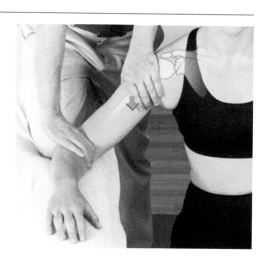

患者姿势：坐姿，需要用远端的前臂置于治疗床上以提供支撑力量。盂肱关节应外展近55度，并屈曲30度。

临床师姿势：靠近患者开展松动术的那一侧肩关节，在其后方站立。

稳定机制：临床师用一侧手（如图所示）或双手置于患者近端的上肱骨之上。用（临床师的）腿或治疗床控制住远端的肱骨以获得稳定。

松动术：临床师手臂轻微外展，向下并轻微向前对患者的肱骨施力，以产生滑动。

技术目标：治疗盂肱关节上升时出现的附属活动受限症状。

注意：由于临床师可以使用极好的力学优势，并且能够让患者得到极大的放松，因此，这是一个较好的让患者进入放松状态的松动术。

坐姿活动度的终末端向下滑行

患者姿势：保持坐姿，盂肱关节在肩胛面屈曲或外展至首次可觉察到的受阻处。

临床师姿势：站在患者身后，面朝要治疗的盂肱关节，一侧手握着近端的肱骨。

稳定机制：患者远端的肱骨与肘关节置于治疗床上，从而获得稳定（如图所示）。

松动术：临床师对患者的肱骨施加一股向下的压力，以产生向下、向前并轻微向外的运动。

技术目标：治疗盂肱关节上升时出现的附属活动受限症状。

注意：该技术使临床师有极大的力学优势可以使用。

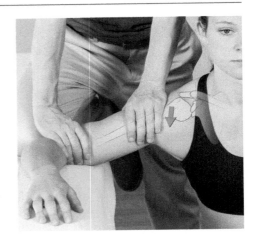

仰卧松弛位向前滑行

患者姿势：仰卧，手臂在肩胛面中外展55~70度，并屈曲30度。

临床师姿势：站在近患者尾侧位置并向面朝患者头部方向。

稳定机制：临床师双手握住患者近端肱骨的后方，拇指置于其上方。临床师用离患者身体最近的那侧手臂稳定住患者的远端手臂。

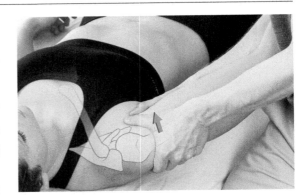

松动术：临床师对患者的肱骨施力，使其向前向内侧滑动，并与盂窝表面平行，或与肩胛面垂直。

技术目标：治疗盂肱关节外旋时出现的各种向前滑行附属活动受限症状。

注意：当在这种姿势中使用强度较高的三级或四级松动术时会显著影响肩胛稳定性，使用松动术专用带或辅助手段来稳定患者可能会有用处。可以以各种盂肱关节外展角度开展这一松动术。

俯卧松弛位向前滑行

患者姿势： 俯卧，手臂位于松弛位。为提升舒适性，可在喙突下方垫上一条叠好的毛巾。

临床师姿势： 近患者尾侧站立并向面朝患者的头部。

稳定机制： 临床师的远侧手在患者的肘关节略微向上处握住肱骨。

松动术： 临床师的近侧手靠近近端的肱骨

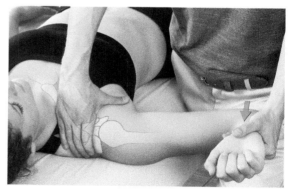

以接触患者的肩部，尽可能接近关节线。对肱骨的后部施力，以平行于盂窝表面向前向内侧的方向滑动。

技术目标： 治疗盂肱关节外旋时出现的各种向前滑行附属活动受限症状。

注意： 患者采取俯卧姿能让肩胛更加稳定，因为在此姿势下，治疗床限制了肩胛的额外运动。临床师在开展针对关节囊的松动术之前，也可以对肱骨施加一股轻微的牵引力。可以在不同外展角度开展这一松动术。

前关节囊/软组织生理松动术

患者姿势： 仰卧，待治疗侧的手臂位于松弛位，或者如果可以，抬得更高些。只有远端的肱骨和肘关节离开治疗床的边缘。

临床师姿势： 近患者尾侧站立并面朝患者的头部。

稳定机制： 患者的体重会起到稳定作用。

松动术： 临床师将患者手臂移至肩外旋的最大范围，并在活动度的终末端开展振荡动作。

技术目标： 扩大盂肱关节外旋的整体生理活动范围。

结合肩关节外旋与外展的向前滑行

患者姿势：俯卧，肩关节在冠状面外并外旋到最大范围。

临床师姿势：面朝患者头部站立，同时抬起一侧足至足够高度，用膝关节稳定住患者远端的肱骨。将患者的前臂置于自己的膝关节上。

稳定机制：临床师用操作手接触患者近端肱骨的后部，同时用起稳定作用的那侧手帮忙握住患者的手腕，使之不动。后者还可以帮助患者调整肱骨的位置。

松动术：临床师对患者的近端肱骨后部施力，使其平行于盂窝表面并向前向内侧滑动。

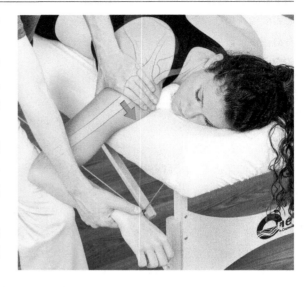

技术目标：治疗盂肱关节外旋时出现的各种向前滑行附属活动受限症状。

注意：这是一种松动程度等级较高姿势，应谨慎采用。最好采用三级和四级的模式来开展这种松动术。

内收时的向后（背侧）滑行

患者姿势：仰卧，近侧手臂置于临床师的手臂与躯干之间，盂肱关节置于旋转中立位。

临床师姿势：在尾侧位面朝患者站立。

稳定机制：临床师以近侧手接触患者的肱骨后部，同时用另一侧手稳定住远端肱骨，治疗床则稳定住肩胛骨。患者的手应置于临床师的手臂和躯干之间。

松动术：临床师对患者的近端肱骨前部施力，从而令其平行于盂窝表面并向外向后滑动。

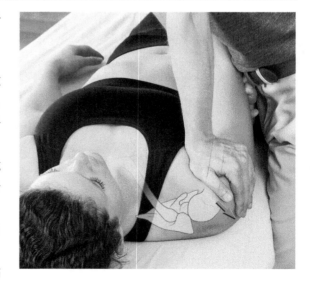

技术目标：治疗盂肱关节内旋和前屈时出现的各种向后滑行附属活动受限症状。

注意：这是一个非常令人舒适的技术。临床师可增加盂肱关节内旋动作，以更多地牵拉后关节囊。

松弛位向后滑行

患者姿势： 仰卧，盂肱关节外展55~70度，并屈曲30度。

临床师姿势： 靠近患者尾侧站立并面朝患者头部。

稳定机制： 临床师用远侧手在患者的肘关节上方控制住其远端肱骨。患者的手置于临床师的肘关节和躯干之间。

松动术： 临床师以近侧手接触患者的近端肱骨的前部，并施力使肱骨向外向后滑动。

技术目标： 治疗盂肱关节内旋和前屈时出现的各种向后滑行附属活动受限症状。

注意： 仰卧为肩胛提供了很好的稳定性。

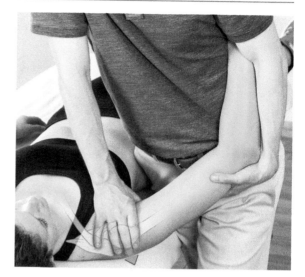

屈曲位向后滑行

▶ 视频7.2展示了该技术。

患者姿势： 仰卧，肱骨屈曲成90度，轻微朝矢状面内侧方向进行水平内收，肘关节屈曲90度。

临床师姿势： 靠近患者尾侧并面朝患者头部站立。

稳定机制： 临床师的远侧手置于患者肘关节上，同时用近侧手稳定住肩胛骨的后部。

松动术： 临床师的身体通过患者肱骨的长轴，朝患者后外方向施力，从而令肱骨朝后外方向滑动。

技术目标： 治疗（盂肱关节）内旋和前屈时出现的各种向后滑行附属活动受限症状。

注意： 临床师可添加肱骨内旋动作，以加强松动术效果。

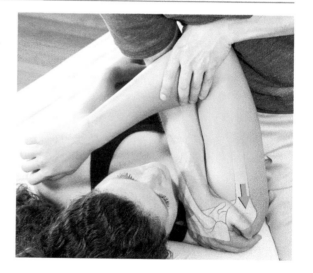

后关节囊/软组织生理松动术

患者姿势： 仰卧，手臂外展90度，肘关节屈曲90度。只有远端的肱骨和肘关节是离开治疗床边缘的。

临床师姿势： 站在患者的上方或头部一侧，面朝患者的头部。

稳定机制： 临床师的近侧手臂通过从前臂施加的穿过三角胸肌间沟的力量，来稳定住肩胛骨。

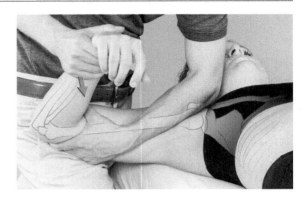

松动术： 临床师将患者手臂移至肩内旋的最大范围，并在活动度的终末端开展振荡动作。

技术目标： 扩大（盂肱关节）内旋的整体生理活动范围，并帮助其前屈。

注意： 这是一个能较好地实现单一盂肱关节内旋的松动术。

背侧滑行

▶ 视频7.3展示了该技术。

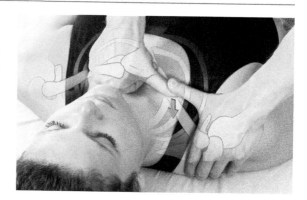

患者姿势： 仰卧，手臂舒适、自然地摆放着。

临床师姿势： 面朝患者头部，稍靠近患者尾侧，站在将要开展松动术的患者待治疗体侧。

稳定机制： 不要求稳定。患者自身的体重将令其保持正确的姿势。

松动术： 临床师将大拇指指腹置于锁骨前侧且距锁骨近侧端向外3厘米处。另一外侧大拇指向患者背侧方向进行振荡动作。

技术目标： 治疗锁骨后缩时出现的各种向后滑行附属活动受限症状。

腹侧滑行

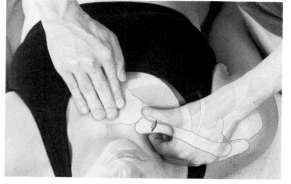

患者姿势： 仰卧，手臂舒适、自然地摆放着。

临床师姿势： 面朝患者头部，稍靠近患者尾侧，站在将要开展松动术的患者待治疗体侧。

稳定机制： 以患者的胸骨为依托。

松动术： 临床师操作手的手指捏住患者锁骨的腹侧面。在起稳定作用的那侧手触诊胸骨的同时，操作手朝腹侧向滑动锁骨。

技术目标： 治疗锁骨前突时出现的各种向前滑行附属活动受限症状。

注意： 由于患者可能会出现肌肉痉挛或者紧张，因此该技术存在抓握锁骨困难的情况。

颅侧滑行

患者姿势： 仰卧，手臂屈曲以获得支撑。

临床师姿势： 面朝患者头部，稍靠近患者尾侧，站在将要开展松动术的患者待治疗的身体一侧。

稳定机制： 不要求稳定。

松动术： 临床师将拇指置于患者近侧锁骨的上部，即近锁骨外缘约3厘米处。平行于胸骨关节表面，向上向内松动锁骨。

技术目标： 治疗锁骨下降时出现的各种上滑附属活动受限症状。

注意： 该技术也可用于协助治疗肩带下降。

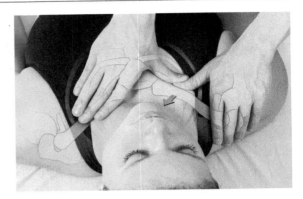

尾侧滑行

▶ 视频7.4展示了该技术。

患者姿势： 以放松姿势仰卧。

临床师姿势： 站在患者头部一侧并面朝患者头部。

稳定机制： 不要求稳定。

松动术： 临床师将任意一只拇指置于患者近侧锁骨的上部，即近锁骨外缘约3厘米处。通过拇指对锁骨施力，向下向外松动锁骨。

技术目标： 治疗锁骨上升时出现的各种向下滑行附属活动受限症状。

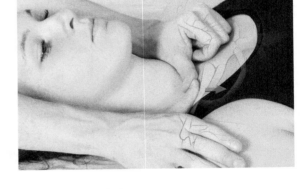

背侧滑行——方法1

▶ 视频7.5展示了该技术。

患者姿势： 坐姿或仰卧，手臂放松。

临床师姿势： 站在患者需要接受松动术的体侧。

稳定机制： 临床师用近侧手接触患者的远端锁骨，食指的指腹置于患者肩部后侧。远侧手的食指置于患者肩胛骨的后肩峰上，以稳定住肩胛骨。

松动术： 如果能令患者更加舒服，可以采取拇指交叠技术。对远端锁骨施以向后滑行以令其产生背侧滑行运动。

技术目标： 提升肩锁关节的关节运动与活动能力。

注意： 以坐立位开展这一松动术无法获得良好的肩胛骨稳定性。

背侧滑行——方法2

患者姿势： 坐姿。在坐姿下开展松动术疗效更佳。

临床师姿势： 站在患者待治疗侧的肩关节旁。

稳定机制： 临床师将一侧手置于患者肩胛骨的背侧面上，靠近后肩峰和远端肩胛冈。

松动术： 临床师用操作手的大鱼际或小鱼际部分接触患者的锁骨，以背向滑行锁骨。

技术目标： 提升肩锁关节的关节运动与活动能力。

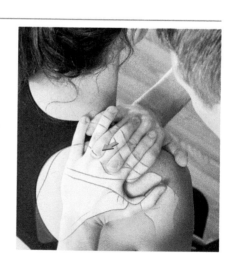

腹侧滑行

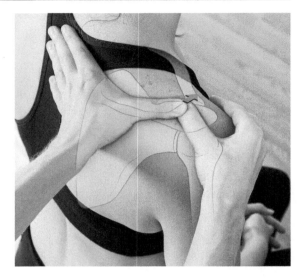

▶ 视频 7.6 展示了该技术。

患者姿势： 建议采用坐姿。

临床师姿势： 站在患者身后。

稳定机制： 临床师的手指顺着患者的前肩峰放置，置于近端肱骨的腹侧面之上。

松动术： 临床师采用拇指交叠技术，用操作手施力，以腹侧方向滑动患者的锁骨。

技术目标： 提升肩锁关节的关节运动与活动能力。

牵引

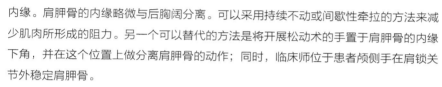

▶ 视频7.7展示了该技术。

患者姿势： 侧卧在治疗床边缘，身体腹侧面朝向临床师，盂肱关节处在内收状态。

临床师姿势： 面朝患者站（或坐）在治疗床前。

稳定机制： 患者肩关节前部抵住临床师的三角胸肌间沟，以增加可使用的杠杆力量。

松动术： 临床师双手握住患者后肩胛骨的内缘。肩胛骨的内缘略微与后胸阔分离。可以采用持续不动或间歇性牵拉的方法来减少肌肉所形成的阻力。另一个可以替代的方法是将开展松动术的手置于肩胛骨的内缘下角，并在这个位置上做分离肩胛骨的动作；同时，临床师位于患者颅侧手在肩锁关节外稳定肩胛骨。

技术目标： 治疗肩胛骨的整体活动受限。

注意： 当患者放松时，临床师可以增加动作，如内旋或外旋、前突或后缩等。

颅侧滑行

患者姿势： 侧卧在治疗床边缘，身体腹侧面朝向临床师，盂肱关节处在内收状态。

临床师姿势： 面朝患者站（或坐）在治疗床前。

稳定机制： 患者的体重会起到稳定作用。

松动术： 临床师的操作手置于患者后肩胛骨的下角上。引导手（起稳定控制作用的）置于肩峰上。操作手向上以向患者颅侧滑动肩胛骨，同时引导手控制和稳定住肩胛骨。

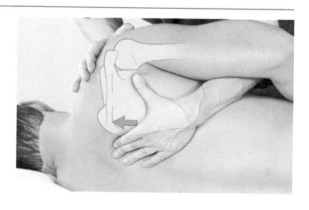

技术目标： 治疗肩胛骨上升受限。

尾侧滑行

患者姿势： 侧卧在治疗床边缘，身体腹侧面朝向临床师，盂肱关节处在内收状态。

临床师姿势： 面朝患者站（或坐）在治疗床前。

稳定机制： 患者的体重会起到稳定作用。

松动术： 临床师的操作手置于患者的肩锁关节之上，同时引导手置于肩胛骨的后下角上。操作手将以尾侧向滑动肩峰，同时引导手控制和稳定住肩胛骨。

技术目标： 治疗肩胛骨下降受限。

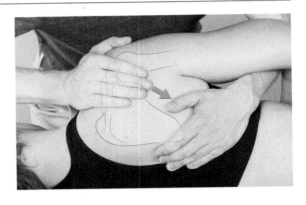

外滑行

患者姿势： 侧卧在治疗床边缘，身体腹侧面朝向临床师，盂肱关节处在内收状态。

临床师姿势： 面朝患者站（或坐）在治疗床前。

稳定机制： 患者的体重会起到稳定作用。

松动术： 临床师双手指尖置于患者肩胛骨的外缘上。双手轻轻向外侧滑动肩胛骨。

技术目标： 治疗肩胛骨外滑行受限。

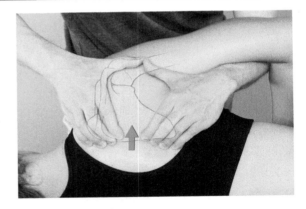

内滑行

患者姿势： 侧卧在治疗床边缘，身体腹侧面朝向临床师，盂肱关节处在内收状态。

临床师姿势： 面朝患者站（或坐）在治疗床前。

稳定机制： 患者的体重会起到稳定作用。

松动术： 临床师的双手将置于患者肩胛骨后外缘之上——一侧手置于肩峰上，另一侧手置于腋下缘之上。双手轻轻向内侧滑动肩胛骨。

技术目标： 治疗肩胛骨内滑行受限。

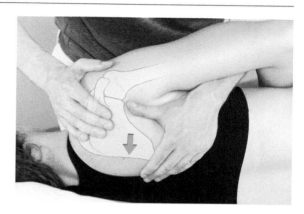

外旋

患者姿势： 侧卧在治疗床边缘，身体腹侧面朝向临床师，盂肱关节处在内收状态。

临床师姿势： 面朝患者站（或坐）在治疗床前。

稳定机制： 无要求。患者的体重会起到稳定作用。

松动术： 临床师双手的指尖置于患者肩胛骨外缘之上。双手轻轻以外旋方向滑动肩胛骨。

技术目标： 治疗肩胛骨外旋滑动受限。

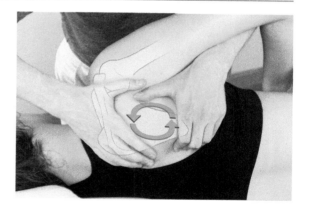

内旋

患者姿势： 侧卧在治疗床边缘，身体腹侧面朝向临床师，盂肱关节处在内收状态。

临床师姿势： 面朝患者站（或坐）在治疗床前。

稳定机制： 患者的体重会起到稳定作用。

松动术： 临床师双手的指尖置于患者肩胛骨外缘之上。双手轻轻以内旋方向滑动肩胛骨。

技术目标： 治疗肩胛骨内旋滑动受限。

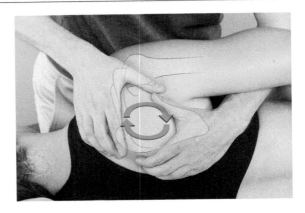

支持针对各种肩关节病症开展徒手治疗方法的研究证据

相关研究	研究情况/患者情况	干预措施、对比	结果
针对一般肩部症状采取松动术：A级			
卡玛利诺斯和马林科（Camarinos & Marinko, 2010），系统述评（1a级）	7项研究	徒手治疗方法对缓解疼痛、改善功能以及扩大活动范围的影响的比较不同类型的徒手治疗对患者疼痛与生活质量影响的比较	徒手治疗方法对肩部疼痛患者的功能性动作有积极影响 研究发现，徒手治疗方法有减轻部分疼痛程度的趋势。在提高生活质量方面，组内研究对象之间存在显著差异 从研究中得出的总体建议：研究证明徒手治疗方法有提升活动度的益处和减轻疼痛程度的趋势，但在改善功能和提高生活质量方面，则需要做进一步的研究
针对肩袖肌群肌腱病症采取松动术或操作治疗术：B级			
德雅尔丹-沙博诺（Desjardins-Charbonneau et al., 2015），系统述评与元分析（2b级）	21项研究	单独开展徒手治疗方法组与控制组相比 徒手治疗方法＋运动与多项康复模式相比 徒手治疗方法＋其他干预措施与多项康复模式相比	单独开展徒手治疗方法的效果明显更好。尽管疗效较小，但具备重要临床意义 运动加上徒手治疗方法开展4周后，能观察到总体疼痛的减轻。尽管疗效较小，但可以认为是具备重要临床意义的 从研究中得出的总体建议：有低、中、高质量的研究证据表明，对肩袖肌群肌腱病患者来说，徒手治疗方法也许会缓解疼痛；不过，尚不清楚徒手治疗方法是否会改善功能
吉布里马里亚姆（Gebremariam et al., 2014），文献述评（5级）	10项研究，2项审查	关节松动术的效果与徒手治疗方法的效果相比	有冲突的研究证据表明，与单独进行运动训练相比，在运动训练的基础上增加关节松动术有治疗效果 就短期内徒手治疗方法加自主运动训练的效果而言，现阶段得到的研究证据有限

续表

相关研究	研究情况/ 患者情况	干预措施/对比	结果
针对粘连性关节囊炎采取松动术与操作治疗术：C级			
诺腾（Noten et al., 2016）（5级）	12项试验	评估松动术对改善患有粘连性关节囊炎的成人患者的活动范围和疼痛	评估了7种松动术的效果。关节角度松动术、西里亚克斯法和梅特兰技术都显示能够扩大活动范围并缓解疼痛 后移松动术比较能够扩大外旋范围 与假超声波对照组相比，脊柱松动术与盂肱关节牵拉，以及关节旋转与移动方式的松动术对增加主动活动范围有良好的效果 高强度松动术相对普通强度的松动术所提供的益处要少 研究发现，姆林甘技术对缓解疼痛和扩大活动范围都有长期的积极作用
佩吉（Page et al., 2014）（5级）	32项试验	将徒手治疗方法加运动与其他干预措施做对比	现有质量较高的研究证据表明，在短期内，徒手治疗方法与运动训练相结合，可能不如注射糖皮质激素有效。尚不清楚的是，徒手治疗方法、运动加电疗方法是否是注射糖皮质激素和口服非甾类消炎药的有效辅助手段 关节肿胀后，施以徒手治疗方法加运动的效果可能与施以假超声波的效果差不多，但前者的自述成功治愈的患者例数更多，主动关节活动范围的改善程度也更大

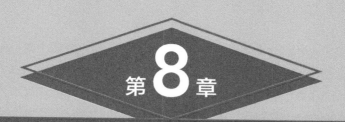

第 **8** 章

肘关节

学习目标

完成本章的学习后，你将能够做到以下几点。

◆ 描述肘关节复合体的骨骼和软组织解剖结构。

◆ 描述肘关节的关节运动学。

◆ 描述肘关节松动术的姿势、动作和原理。

◆ 明确支持针对肘关节采取关节松动术的研究证据。

肘关节使前臂得以屈曲、伸展且能够旋后和旋前。这些运动对日常生活而言非常重要，如吃东西、梳妆打扮、个人清洁。这些运动是通过组成肘关节复合体的3个不同关节所实现。其中1个关节的活动受限会明显影响整个肘关节发挥其功能。因此，充分了解每个关节的结构，就显得颇为重要。

解剖结构

肘关节复合体由3个关节组成：肱尺关节、肱桡关节和桡尺近侧关节（图8.1）。多个肌肉使这些关节能够执行动态的动作。下面将更加详细地讲述这3个关节。

肱尺关节

能让肘关节以最大范围运动的那个关节便是肱尺关节。该关节由肱骨的远侧部分和近侧尺骨构成。由于该关节具有很大的关节接触面，

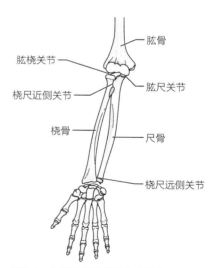

图8.1 肘关节复合体的各个关节

所以在肱尺关节处会发生大量运动。肱尺关节处发生的主要运动是肘关节屈伸。当近侧的尺骨滑车沿着远侧肱骨的滑车切迹滑动时，屈伸运动将产生。

肱桡关节

肱桡关节是位于远侧的肱骨小头和近侧桡骨之间的关节。这是一个鞍状的动关节，当前臂完全展开时，其关节面之间的接触面较小。在动态肘关节屈曲运动中，前臂肌肉会在关节面附近形成一种动态加压效应。该关节参与肘关节的屈伸，还通过内转和外转参与肘关节的旋转。

桡尺关节

手臂有两个桡尺关节，一个是桡尺近侧关节，另一个是桡尺远侧关节。桡尺近侧关节由近端桡骨和近侧尺骨构成。该关节位于尺骨的桡切迹与桡骨交汇处。桡骨被环状韧带稳固在原位，环状韧带通过附着在尺骨的前后方来包绕住桡骨。桡尺远侧关节由尺骨和桡骨的尺切迹组成，将会在第9章中加以探讨。

肌肉

肌肉让肘关节得以屈曲、伸展、旋后和旋前。这些关节的主动运动对开展日常生活的各项活动而言是必需的，并且在体育运动和各职业所需动作中扮演着关键角色。

肘关节屈肌与前臂屈肌

肘关节屈肌包括肱二头肌、肱肌和肱桡肌，前臂屈肌则包括桡侧腕屈肌、尺侧腕屈肌、掌长肌以及指浅屈肌（图8.2）。肱二头肌是一块沿着肘关节前侧延伸并跨过盂肱关节的肌肉。肱二头肌有较大的横断面积，具备优良的机械力学优势，这是因为它从靠近旋转轴的位置穿行通过。肱二头肌有包括肩胛骨的盂上结节和喙突在内的两处起点。肱二头肌止于桡骨粗隆之上。由于附着在桡骨上，肱二头肌在配合前臂旋后时会发挥出最大的作用。

肱肌是单关节肌肉，它起自肱骨前面的远

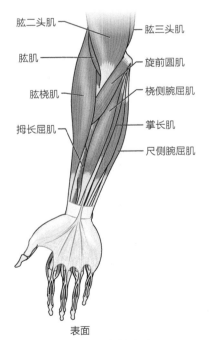

图中标注（自上而下）：
肱二头肌　肱三头肌
肱肌　旋前圆肌
肱桡肌　桡侧腕屈肌
拇长屈肌　掌长肌
　　尺侧腕屈肌

表面

图8.2　肘关节屈肌与前臂屈肌

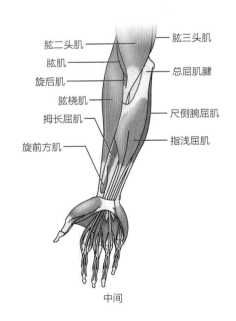

图中标注（自上而下）：
肱二头肌　肱三头肌
肱肌　总屈肌腱
旋后肌
肱桡肌　尺侧腕屈肌
拇长屈肌　指浅屈肌
旋前方肌

中间

端，止于尺骨冠突和近侧尺骨的粗隆之上。现已知前臂无论在什么姿势下肱肌都会收缩。肱桡肌是一块细长的肌肉，从远侧的肱骨一直延伸至远侧前臂的桡骨茎突。

桡侧腕屈肌起自内上髁处的屈肌腱，从远侧止于远端前臂桡侧附近的第2掌骨底，有时是第3掌骨底。该肌肉为腕屈肌，并不会导致肘关节运动。尺侧腕屈肌起自内上髁处的总屈肌腱，在豌豆骨处从远侧止于前臂的尺侧。如果掌长肌依然存在的情况下，掌长肌则是起于内上髁，止于远侧掌腱膜。与其他屈肌相似的是，指浅屈肌也是起于屈肌总肌腱，并止于近侧的指骨间关节底部。

肘关节伸肌与前臂伸肌

肘关节伸肌包括肱三头肌和肘肌，前臂伸肌则包括桡侧腕长伸肌、桡侧腕短伸肌、指总伸肌以及尺侧腕伸肌（图8.3）。肱三头肌占据了肱骨后部的区域。肱三头肌有三个头。长头起自肩胛骨的盂下结节。外侧头起自肱骨的近外侧肌内隔膜。内侧头起自肱骨内下半部的整个远侧半面。这三个头汇合为共同肌腱，附着在鹰嘴。肘肌是一块小肌肉，它起自外上髁和外三头肌筋膜，止于位于背面的近侧尺骨。

桡侧腕长伸肌起自肱桡肌起点下方的上髁骨体，止于第2掌骨底。桡侧腕短伸肌起自外上髁，止于第3掌骨的背侧底部。指总伸肌起自外上髁的远端，并沿远侧止于所有手指。尺侧腕伸肌起自外上髁且延伸至远侧，止于第5掌骨底。

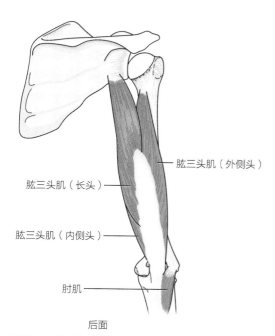

肱三头肌（外侧头）
肱三头肌（长头）
肱三头肌（内侧头）
肘肌
后面

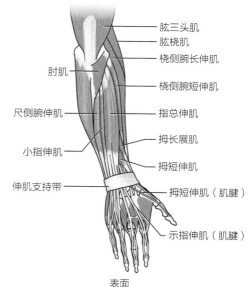

肱三头肌
肱桡肌
桡侧腕长伸肌
桡侧腕短伸肌
肘肌
尺侧腕伸肌
指总伸肌
小指伸肌
拇长展肌
拇短伸肌
伸肌支持带
拇短伸肌（肌腱）
示指伸肌（肌腱）
表面

图8.3 肘关节伸肌与前臂伸肌

相关研究（Lin et al., 2017; Park & Ahmad, 2004）表明旋前与屈肌肌群中的尺侧腕屈肌在对抗肘外翻应力方面发挥着最为重要的作用。

旋后肌与旋前圆肌

前臂的旋后肌与旋前圆肌在水平面上旋转前臂。旋后肌有3处起点：外上髁的外上面、外侧副韧带以及尺骨的近端前侧。它斜向桡骨远端延伸至近侧桡骨上。旋后肌的力量弱于肱二头肌，但由于它没有跨过肘关节，其产生的力则不会因屈肘而改变。旋前圆肌有2个头，其中一个起自内上髁的前上面，另一个起自尺骨冠突。该肌肉沿远端延伸，在桡骨近中部止于其外侧面的粗隆。由于它跨过了肘关节，所以，它是一块强健的旋前肌，同时也是一块力量较弱的肘关节屈肌。关于旋前圆肌和旋后肌，请参见图8.2。

关节囊

肘关节囊不仅体积大而且覆盖面广，它覆盖了肘部三个关节。它需要大到相当程度才能让肘关节开展如此大范围的运动——屈肘时活动范围可达150度。肘关节囊的前部从近侧止于桡窝和冠突上方，附着于冠突前缘内侧和环状韧带外侧。肘关节囊从后方附着于鹰嘴窝的正上方，在远侧附着于肱骨上髁。肘关节关节囊整体相对较薄，但是其前方、内侧和外侧由于有斜制韧带和侧副韧带的存在，这些位置组织增厚。肘关节囊的前部在伸展时会变紧张，而后部在屈曲时会变紧张。由于它是一个滑膜关节囊，其内缘衬着一层滑膜，这层滑膜有助于分泌滑液，从而为关节的有效运动起润滑作用。

韧带

韧带将一侧骨骼和另一侧骨骼连接在一起，它对结构支撑和稳定有重要作用。肘关节有帮助维持关节稳定的几条韧带和骨间膜（图8.4）。这些韧带构成了关节囊的加厚组织。

- 内侧副韧带。内侧副韧带也叫作尺侧副韧带，因为它附着在近端尺骨的冠突内侧。尺侧副韧带由3束韧带组成。前束韧带是对抗肘关节受到的外翻应力的最主要结构，因而也是最坚实的一束韧带。大部分前束韧带纤维会随着肘关节伸展而拉紧。后束韧带从内上髁延伸到鹰嘴内侧，其纤维会随着肘关节屈曲程度的扩大而拉紧。斜束韧带附着于前述的前束韧带和后束韧带之上，所以几乎起不到稳定作用。

- 外侧副韧带。由于位于肘关节外侧，外侧副韧带也叫作桡侧副韧带。该韧带从外上髁延伸到环状韧带，直至尺骨嵴。桡侧副韧带有几束，包括固有桡侧副韧带、环状韧带以及一条斜索。该韧带限制肘关节内翻，在从屈肘到伸肘的整个运动过程中都处于紧张状态，这表明其起点非常接近旋转轴。

- 环状韧带。环状韧带围绕着桡骨，附着于乙状切迹的前部和后部。这条韧带与桡侧副韧带相对接。该韧带的前部会随旋后而拉紧，其后部则会在旋前时收紧。

- 方形韧带。方形韧带是一层薄薄的纤维状韧带，它覆盖在关节囊上，沿着桡骨切迹

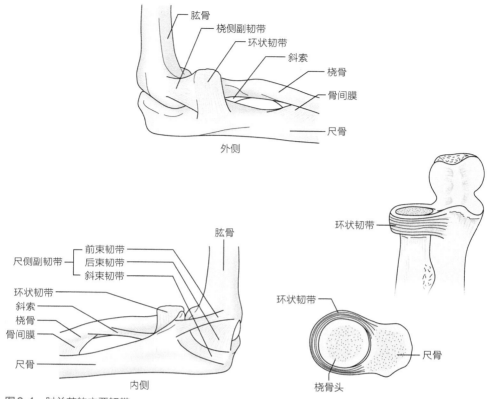

图8.4　肘关节的主要韧带

的下面附着于桡骨颈。该韧带的前部在完全旋后时会稳定住关节，后部则在完全旋前时稳定住关节。

◆ 斜索。斜索从桡骨切迹下方通往肱二头肌结节的下面。该韧带限制桡骨朝远侧移动。在完全旋后时，它也会变得紧张。这是一条较小的韧带，可能没有较大的价值。

滑囊

肘关节处存在着多个滑囊。滑囊是含有滑液的囊状结构，其起到缓冲且在关节运动时实现减缓摩擦的效应。最大的滑囊之一是皮下（鹰嘴）滑囊。该滑囊位于鹰嘴和覆盖在其上面的软组织之间，常常容易受伤。其他滑囊包括腱间囊、腱下囊和肱二头肌桡骨囊。

关节运动学

本节将描述与运动轴有关的关节运动学，以及肘关节的关节运动学。肘关节当中的每一个关节都将得到逐一讨论，但必须记住的是，为了让肘关节运动完全不受限制，这三个关节需要相互配合并协同工作。

这里所描述的肘关节运动学包含对该关节的骨面、其中的关节软骨以及在其周围的软组织影响下的运动。

肱尺关节

肱尺关节产生肘关节屈伸动作。肱尺关节的关节运动学表现为，凹状的尺骨滑车切迹沿着凸出的远侧肱骨滑车的关节面滑行或滑动

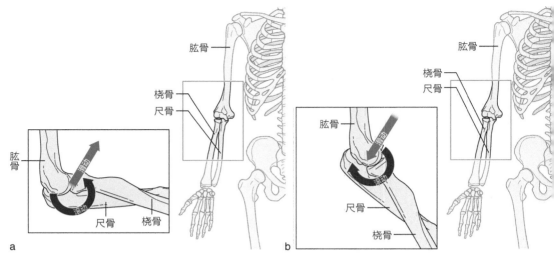

图8.5　a. 肱尺关节屈曲，尺骨的滑车嵴在滑车沟上向前、向上、向外侧滑动；b. 肱尺关节伸展，尺骨的滑车嵴在滑车沟上向后、向下、向内侧滑动

（图8.5）。这些运动几乎总是以开链动作形式发生。不过，也不乏有一些相反的例子。例如，在做引体向上或俯卧撑时，肱尺关节的关节运动学动作呈相反模式：肱骨的凸面可能会反向沿着近侧尺骨的一个固定凹状面滚动或滑动。

肱桡关节

肱桡关节做的是屈伸运动。该关节的关节运动学如下：凹状的桡骨关节凹沿着凸状的远端的肱骨小头滑行与滑动。随着肘关节的屈曲，凹状的桡骨会沿着肱骨小头滑车向前滑动。肘关节伸展时会发生相反的情况：凹状的桡骨会沿着肱骨小头滑车向后滑动。前臂的旋转也发生在这个关节处，这将会在下一节讲桡尺近侧关节时加以描述。和肱尺关节一样，这些运动通常发生在开放型运动链中，但在闭合型运动链运动，如引体向上或俯卧撑中，则会发生相反的情况。

桡尺近侧关节

桡尺近侧关节或上桡尺关节，是让前臂得以旋转的主要关节。在该关节处，有一个凹状的尺骨切迹与凸状的桡骨相连。在旋前和旋后时，桡骨会沿着桡骨的长轴旋转，从而在上桡尺关节处产生旋转。这种旋转也会发生在前述的肱桡关节处。随着旋前运动的发生，凸状的桡骨边缘将会在凹状的尺骨切迹上向后旋转。随着旋后运动的发生，桡骨将会在凹状的尺骨切迹上向前旋转（图8.6）。

临床小贴士

桡尺近侧关节主要负责前臂的旋后和旋前。不过，这些运动原本就和桡尺远侧关节有联系。因此，在前臂旋转受限时，需要同时评估桡尺近侧关节与桡尺远侧关节的被动运动情况。

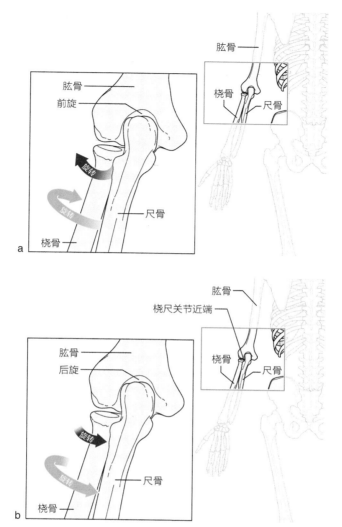

图8.6　a. 桡尺近侧关节旋前，凸状的桡骨头在凹状的桡骨切迹中向前旋转；b. 桡尺近侧关节旋后，凸状的桡骨头在凹状的桡骨切迹中向后旋转

肘关节的关节学

关节面	紧张位	休息位	关节囊模式	活动范围	末端感觉
肱尺关节					
肱骨：由内向外侧呈现凹状（外展/内收） 尺骨：由腹侧至背侧呈凸状（屈曲/伸展）	完全伸展与旋后	70度屈曲 10度旋后	屈曲 > 伸展	0~150度	屈曲：软组织感 伸展：坚实感
肱桡关节					
肱骨：凸状 桡骨：凹状	90度屈肘，5度旋后	完全伸展与旋后	屈曲 > 伸展 只有在症状严重时旋后才会受限	0~150度	屈曲：软组织感 伸展：坚实感
桡尺近侧关节					
桡骨：凸状 尺骨：凹状	5度旋后 完全伸展	35度旋后 70度屈曲	旋后 = 旋前	旋后：90度 旋前：90度	旋后：坚实感 旋前：坚实感或骨骼感
桡尺远侧关节					
桡骨：凹状 尺骨：凸状	5度旋后	10度旋后	旋后 = 旋前	旋后：90度 旋前：90度	旋后：坚实感 旋前：坚实感或骨骼感

松弛位牵引

 视频8.1展示了该技术。

患者姿势： 仰卧，肘关节屈曲约70度，并旋后约10度；远侧的前臂与手置于临床师肩上。

临床师姿势： 面朝患者头部保持坐姿；如采取保守技术，则肘关节处于休息位。

稳定机制： 临床师的近侧手在腹侧握住患者的近侧肱骨，以起到稳定作用。

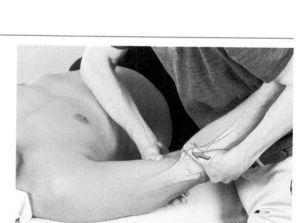

松动术： 临床师从腹侧握住患者的尺骨，将尺骨朝远离肱骨关节面的方向松动，该松动术进行角度与治疗平面可在肱尺关节成约90度或在屈曲小于45度的位置上进行。

技术目标： 改善肱尺关节的整体屈伸功能。

注意： 手部较小的临床师可以十指相扣握住患者的近侧尺骨，以让患者的体重能够稳定住肱骨。此外，这样做也会牵引肱桡关节。该技术适用于肘部关节，而不完全针对某一关节。

内滑行

▶ 视频8.2展示了该技术。

患者姿势： 仰卧，肘关节屈曲约70度；如采用保守技术，则前臂旋后10度。

临床师姿势： 面朝患者头部站立，将其远侧前臂置于自己的上臂和躯干之间，以获得稳定。

稳定机制： 临床师的近侧手从内侧接触患者的远侧肱骨并将其稳定住。

松动术： 临床师向内通过患者的桡骨间接滑动其近侧尺骨，合理利用躯干协助引导这一动作。

技术目标： 改善肱尺关节的整体屈伸功能。

注意： 这是一项极好的提升肘关节屈曲、伸展和外展功能的通用性松动术。

外滑行

▶ 视频8.3展示了该技术。

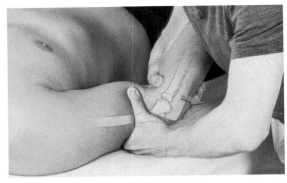

患者姿势: 仰卧,肘关节屈曲约70度;如采用保守技术,则前臂旋后10度。

临床师姿势: 面朝患者头部站在其身旁,将其远侧前臂置于自己的上臂和躯干之间,以获得稳定。

稳定机制: 临床师的近侧手将从外侧握住患者的远侧肱骨。

松动术: 临床师的远侧手将从内侧握住患者的近侧尺骨。起稳定作用的那侧手将肱骨保持在原位,同时,操作手向外松动近侧尺骨,合理利用躯干协助引导这一动作。

技术目标: 改善肱尺关节的整体屈伸功能。

注意: 这是一项极好的提升肘关节屈曲、伸展和内收功能的通用性松动术。

内侧关节间隙扩展

患者姿势: 仰卧,肘关节屈曲约70度;如采用保守技术,则前臂旋后10度。

临床师姿势: 面对肱尺关节站在患者的手臂旁,将其远侧前臂置于自己的上臂和躯干之间。

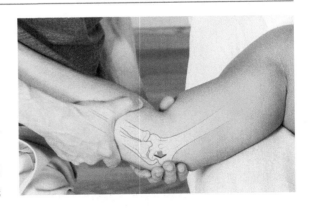

稳定机制: 临床师的远侧手从尺侧支撑住患者的前臂,并握住它抵着自己的躯干。

松动术: 临床师的近侧手在关节线从外侧向内侧移动患者的肘关节,从而在关节线内侧产生一个扩展动作。

技术目标: 改善肱尺关节的整体屈伸功能。

注意: 这是一种经过改良的松动外侧远侧肱骨的方法,在临床师将操作手从尺侧握住近侧前臂的同时,向外移动前臂,这样就扩大了该关节的内侧间隙。

外侧关节间隙扩展

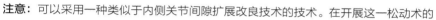

患者姿势： 仰卧，肘关节屈曲约70度；如采用保守技术，则前臂旋后10度。

临床师姿势： 面对肱尺关节站在患者体侧，将其前臂置于自己的上臂和躯干之间。

稳定机制： 临床师的远侧手从桡侧握住患者的前臂并抵在自己的躯干上。

松动术： 临床师的近侧手在关节线处握住患者的肘关节内侧，由内侧向外侧松动肘关节，以此在关节线外侧产生间隙。

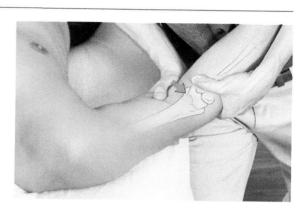

技术目标： 改善肱尺关节的整体屈伸功能。

注意： 可以采用一种类似于内侧关节间隙扩展改良技术的技术。在开展这一松动术的过程中，要注意避免前臂旋前。

牵引

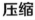 视频8.4展示了该技术。

患者姿势：仰卧，肘关节伸直；如采用保守技术，则前臂完全旋后。

临床师姿势：面朝患者头部站在其肘关节一侧。

稳定机制：临床师的近侧手从腹侧握住患者的远侧肱骨，远侧手则握住其远侧桡骨。

松动术：临床师的远侧手朝远处牵引患者的桡骨。

技术目标：提升肱桡关节的整体屈曲/伸展和旋后/旋前功能。

注意：这是一项极好的提升肱桡关节整体活动性的通用性技术。它还有助于改善近侧的关节姿势错误。使用该技术时也可以通过向尺侧偏移手腕来增强牵引效果，但要注意的是，此时你会对支持手腕向桡侧偏移的肌肉及相关韧带来被动的张力。

压缩

患者姿势：仰卧，肘关节屈曲90度，手腕处于自然状态下的旋转角度并伸展。

临床师姿势：面朝患者头部站在其身旁。

稳定机制：临床师从背侧握住患者的远侧肱骨。

松动术：临床师的远侧手向下，通过手腕间接向患者的桡骨施力。

技术目标：向肱桡关节施力。

注意：该技术最经常用于矫正远侧桡骨的姿势错误。它也可以通过向桡侧偏移手腕来增强施力效果，但要注意的是，此时是在通过两个关节施力。

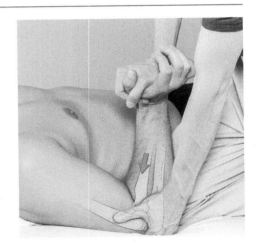

桡骨背侧滑行

▶ 视频8.5展示了该技术。

患者姿势：仰卧，肘关节伸直；如采用保守技术，则前臂旋后。

临床师姿势：面朝患者头部站在其身旁。

稳定机制：临床师的近侧手从背侧握住患者的远侧肱骨。

松动术：临床师的远侧手以背向在患者的肱骨上松动其近侧桡骨。

技术目标：改善肘关节的伸展功能和前臂的旋前功能。

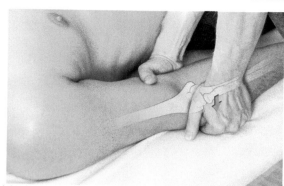

桡骨腹侧滑行

▶ 视频8.6展示了该技术。

患者姿势：仰卧，肘关节伸直；如采用保守技术，则前臂旋后。

临床师姿势：面朝患者体侧坐在其身旁。

稳定机制：临床师的近侧手从腹侧握住患者的远侧肱骨。

松动术：临床师的远侧手以腹侧向在患者的肱骨上松动其近侧桡骨。

技术目标：改善肘关节的屈曲功能和前臂的旋后功能。

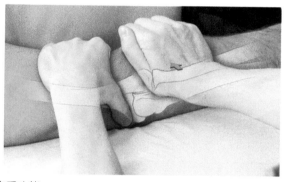

桡骨背侧滑行

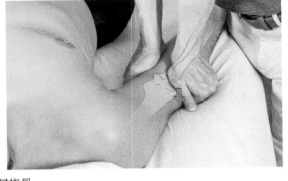

▶ 视频8.7展示了该技术。

患者姿势： 保持仰卧，肘关节屈曲至70度，放于治疗床上；如采用保守技术，则前臂旋后35度。

临床师姿势： 面朝患者待治疗的那一侧身体站立。

稳定机制： 临床师从背侧握住患者的近侧尺骨。

松动术： 临床师以背向在患者的尺骨上松动其桡骨。

技术目标： 改善肘关节伸展和前臂旋前的活动能力。

桡骨腹侧滑行

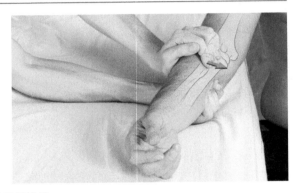

▶ 视频8.8展示了该技术。

患者姿势： 沿着治疗床保持坐姿，肘关节屈曲至70度，放于治疗床上；如采用保守技术，则前臂旋后35度。

临床师姿势： 面朝患者待治疗的那一侧身体站立。

稳定机制： 临床师从腹侧握住患者的近侧尺骨。

松动术： 临床师以腹侧向在患者的尺骨上松动其桡骨。

技术目标： 增进肘关节屈曲和前臂旋后的活动能力。

注意： 这是一项极好的提升前臂旋后能力的技术。要小心地使用正确的稳定机制，因为手臂会自然倾向于更大程度的旋前。

桡骨背侧滑行

患者姿势：如采用保守技术，则前臂旋后10度，保持坐姿。

临床师姿势：坐在患者身边，面朝患者桡尺远侧关节。

稳定机制：临床师从背侧握住患者的远侧尺骨。

松动术：临床师以背向在患者的远侧尺骨上松动其桡骨。

技术目标：改善前臂的旋后能力。

注意：记住，桡骨背侧滑行其实就是尺骨的腹侧滑行。

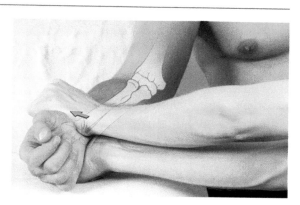

桡骨腹侧滑行

患者姿势：如采用保守技术，则前臂旋后10度，保持坐姿。

临床师姿势：坐在患者身边，面朝患者桡尺远侧关节。

稳定机制：临床师从腹侧握住患者的远侧尺骨。

松动术：临床师以腹侧向在患者的远侧尺骨上松动其桡骨。

技术目标：提升前臂的旋前能力。

注意：记住，桡骨腹侧滑行其实就是尺骨的背侧滑行。

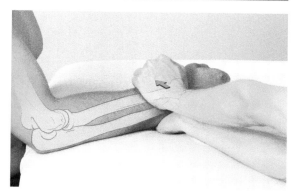

支持针对各种肘关节病症开展徒手治疗方法的研究证据

相关研究	研究情况/患者情况	干预措施/对比	结果
针对肘关节采用短幅冲刺动作和非短幅冲刺动作松动术：A级			
海泽·R（Heiser. R）、欧布里安·V. H（O'Brien V. H）、施瓦茨·D. A（Schwartz D. A），2013年（2A级）	包括了22项研究的系统评价，其中16项研究单独针对肘关节	检验使用关节松动术治疗肘关节、手腕和手部症状的研究证据，并提供实用的临床指导意见	有中等质量的证据支持在治疗外上髁痛时将关节松动术纳为治疗方法之一

第 9 章

手腕与手

学习目标

完成本章的学习后，你将能够做到以下几点。

◆ 描述手腕和手复合体的骨与软组织解剖结构。

◆ 描述手腕和手这一关节复合体的关节运动学。

◆ 描述针对手腕和手复合体开展松动术时的姿势、动作和目标。

◆ 明确支持针对手腕和手复合体开展松动术的研究证据。

手腕和手组成了一套复杂的关节系统，能做到许多握法和抓法，使手可以发挥出不计其数的功能。倘若想发挥出手指屈肌和伸肌的理想功能，手腕的稳定性极其重要。手是上肢末端运动链的远端连接部位，意味着手的功能与肩、肘、前臂和手腕的力量与活动度相关联。对上肢末端的功能发挥来说，手腕/手复合体受伤可能会带来严重后果。该部位的常见损伤包括腕管综合征、各类型的骨折以及创伤性/非创伤性的肌腱损伤。

解剖结构

手腕和手复合体由许多骨和滑膜关节构成。仅手腕复合体就有桡尺远侧关节、桡腕关节和腕中关节（图9.1）。手复合体上则有腕掌关节、掌指关节和指骨间关节。拇指具备独特的解剖结构与功能，会与其他四指分开描述。

桡尺远侧关节

桡尺远侧关节的连接处位于凸出的尺骨和凹状的桡骨尺切迹之间。该关节也由一个关节盘连在一起，此关节盘是三角纤维软骨复合体的一部分（图9.2）。该关节盘将远侧桡骨和尺骨连接在一起，在桡尺远侧关节中起主要的稳定作用。这是一个双轴的动关节，它使前臂能够做旋后和旋前的旋转动作。桡尺远侧关节的功能是，将手上所承担的负荷转移到前臂。桡尺远侧关节的稳定性因掌侧韧带和桡骨韧带以及三角纤维软骨复合体的存在而得到加强。手掌桡尺韧带从桡骨尺切迹的前缘延伸到尺骨的前部。手背桡尺韧带从桡骨尺切迹的后缘延伸到尺骨后侧。

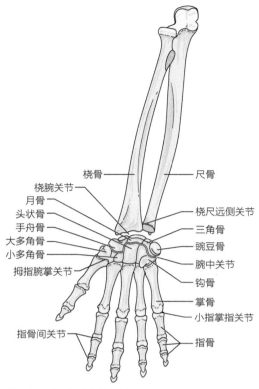

图9.1 手腕和手上的关节

桡骨 尺骨
桡腕关节
月骨
头状骨
手舟骨
大多角骨
小多角骨
拇指腕掌关节
桡尺远侧关节
三角骨
豌豆骨
腕中关节
钩骨
掌骨
小指掌指关节
指骨间关节
指骨

桡腕关节

桡腕关节所连接的凹凸两面分别是：凹面由桡面和三角纤维软骨复合体关节盘组成，凸面由手舟骨、月骨、三角骨等腕骨组成。桡骨连接着手舟骨和月骨。

三角纤维软骨复合体关节盘连接着月骨和三角骨。只有在充当三角纤维软骨复合体的附着点时，尺骨才算得上是参与了桡腕关节

的连接。桡腕关节是一个活动的椭圆形关节，这是因为其关节面是卵形的，且长度和曲度各异。

腕关节囊包着桡尺远侧关节和桡腕关节（桡骨、尺骨、三角关节盘以及近排腕骨）。手腕内侧由尺侧副韧带提供稳定支撑，外侧则由桡侧副韧带提供稳定支撑（图9.3）。

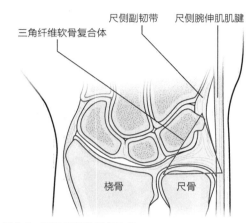

尺侧副韧带 尺侧腕伸肌肌腱
三角纤维软骨复合体
桡骨 尺骨

图9.2 三角纤维软骨复合体

腕中关节

在手腕运动时，近侧腕骨和远侧腕骨之间存在着一处复杂的关节连接。该关节之所以被认为复杂，是因为每一列腕骨都有凹凸两部分。腕中关节是分隔近端腕骨和近端腕骨的S形关节空间。手舟骨、月骨和三角骨之间的关节连同头状骨与钩骨，组成内侧的一个鞍状关节，而手舟骨则与小多角骨和大多角骨一起组成外侧的另一个鞍状关节。腕中关节被归类为一个协助手腕

临床小贴士

科利斯（Colles'）骨折指的是桡骨末端的骨折。在科利斯骨折中，尺骨可能会也可能不会错位。该骨折最常见的损伤机制是患者摔倒时其手部与地面先接触且处于伸展并远离身体的状态。

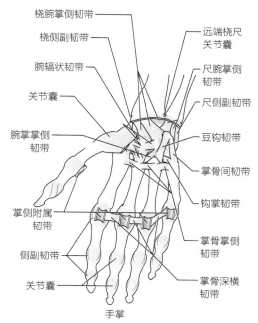

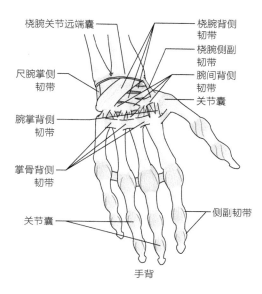

图9.3 手腕与手上的韧带

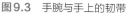

运动的（屈曲、伸展、桡侧偏移、尺侧偏移）髁状关节。有些资料将此关节归类为平面滑膜关节。

腕骨和韧带形成了一个腕管，9个屈肌腱和正中神经穿过这根腕管（图9.4）。处于腕管内底部的是桡腕掌侧韧带，其顶部则由屈肌支持带（腕横）韧带组成。尺骨边缘和桡骨边缘分别由大多角骨和钩骨钩组成。正中神经在这根腕管内容易受到压迫。

腕掌关节

腕掌关节是远侧腕骨和掌骨底之间的关节；第2掌骨与大多角骨、小多角骨和头状骨连接；第3掌骨与头状骨连接；第4掌骨与头状骨和钩骨连接；第5掌骨与钩骨连接。这些关节是活动性较强的髁状关节。腕掌关节的活动性，从第2关节到第5关节逐渐增强。赋予这些关节稳定性的是腕掌掌侧韧带、腕掌背侧韧带和掌骨间韧带。

临床小贴士

腕管是手腕内部的一个空间，它是由腕骨和腕横韧带组成的。一种叫腕管综合征的常见损伤，可能是由于腕管内的正中神经遭受压迫造成的。有质量水平中等的研究证据表明，使用关节松动术对腕管综合征患者存在益处（Tal-Akabi & Rushton, 2010）。

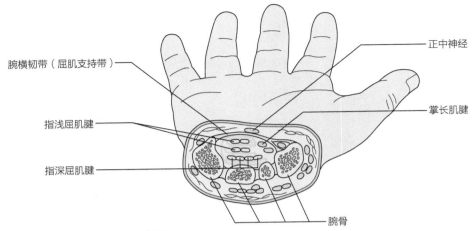

正中神经

腕横韧带（屈肌支持带）

掌长肌腱

指浅屈肌腱

指深屈肌腱

腕骨

图9.4 腕管的水平面（剖面）图

第1腕掌关节

该关节位于第1掌骨底和大多角骨的远侧面之间。这是一个凹凸关节面并存的活动型的鞍状关节。大多角骨在前后方向上呈凹状，在内外方向上则呈凸状。第1掌骨底在内外方向上呈凹状，在前后方向上呈凸状。

掌指关节

掌指关节是掌骨与其各自的近端指骨之间的关节。这些关节是活动型的髁状关节。掌骨的两面呈凸状，前面宽而后面窄。指骨则朝近端方向呈凹状。

掌指关节的稳定性是由内外侧副韧带提供的，这两条韧带从掌骨的外侧斜着延伸至相对

应的同侧指骨底，并朝向手掌一侧（图9.5）。该关节的掌侧覆盖着一层厚实的纤维软骨垫，即掌侧韧带（掌板），以防止该关节过度伸展。该关节的背面则覆盖着伸肌腱膜（指背腱膜）。各掌骨由掌骨深横韧带连接。

指骨间关节

（拇指除外的）4根手指都有一个近端指骨间关节。拇指有一个指骨间关节。近端指骨间关节位于近端指骨与其相对应的中节指骨之间。每个手指的近端指骨都有2个分开的凸状髁（滑车状头）。每根手指的中节指骨底都有一个有2个分开的凹状底。这是一个可以做屈伸运动的屈戌关节。远端指骨间关节与近端指骨间关节类似，不同之处在于，远端指骨间关节更加不

临床小贴士

骨关节炎在手上最常见的病发部位是拇指的腕掌关节。年龄处于40~50岁的女性更容易患骨关节炎。骨关节炎会令患者十分痛苦，因为该关节在许多日常活动中经常被用到且被用于精细的运动任务。已经有研究证据表明，针对该关节开展松动术有益于减轻患腕掌关节炎患者的疼痛（Villafañe, Cleland & Fernández-de-las-peñas, 2013）。

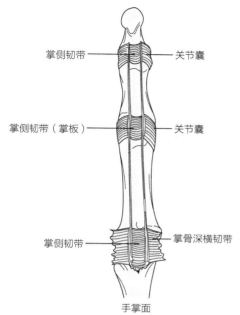

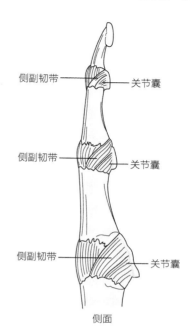

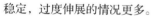

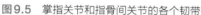

图9.5　掌指关节和指骨间关节的各个韧带

稳定，过度伸展的情况更多。

　　与掌指关节类似，指骨间关节也受到含有斜向纤维的侧副韧带保护。该关节的手掌面含有一块掌板（掌侧韧带），它固定在近端指骨的颈部和远端指骨的底部。该掌板附着于屈肌鞘和侧副韧带，有助于防止该关节过度伸展。

关节运动学

　　手腕和手上的关节众多，其关节运动跨过多个平面。这一关节复合体对上肢末端发挥其功能至关重要。为了有效对该部位展开治疗，临床师必须要对这些关节的复杂性有充分的了解。

桡尺远侧关节

　　桡尺远侧关节只能在一个维度上自由运动。旋后与旋前运动在水平面中围绕着纵轴，同时发生在桡尺近侧关节处。这根纵轴从桡骨延伸到尺骨。旋后时，凹状的桡骨尺切迹在尺骨上向后滑行。尺骨在旋后时是朝近处向内移动的。

旋后时的情况则相反，凹状的桡骨尺切迹在尺骨上向前滑行。尺骨是朝远处和向后方移动的。

桡腕关节与腕中关节

　　桡腕关节可以在两个维度上自由运动，即手腕在矢状面中的屈伸，以及桡骨和尺骨在冠状面的偏移。屈伸（运动）围绕着通过头状骨部的内/外轴，发生在矢状面中。桡骨和尺骨的偏移围绕着通过头状骨部的前/后轴，发生在冠状面中。

　　在桡腕关节处，相对凸出的近侧腕骨与凹状的桡骨面和尺骨盘相连接。在屈曲时，近侧腕骨（手舟骨与月骨）在桡骨上向后滑行，而三角骨则在三角纤维软骨复合体上向后滑行。手腕有约35度的屈曲运动发生在桡腕关节处，其余的则发生在腕中关节处。屈曲的同时伴随着轻微的尺骨偏移和旋后。

　　手腕伸展涉及近侧腕骨（手舟骨与月骨）在凹状的桡骨面上的向前滑行，同时三角骨则在腕关节盘上向掌侧滑行。大部分（45度）伸展运动发生在桡腕关节处，其余的则发生在腕中关节处。伸展的同时伴随着轻微的桡骨偏移和前臂旋前（图9.6）。

手腕处尺骨偏移的特点是，桡腕关节和腕中关节处同时出现凸面在凹面上的运动。在桡腕关节处，近侧腕骨在尺侧滚动、在桡侧滑行。在腕中关节处，头状骨和钩骨在尺侧滚动、在桡侧滑行，大多角骨和小多角骨则在掌侧滑动。手腕处的桡骨偏移与尺骨偏移相反。在桡腕关节处，近侧腕骨在桡侧滚动、在尺侧滑动。在腕中关节处，头状骨和钩骨在桡侧滚动、向背侧滑动，大多角骨和小多角骨向背侧滑动。

腕掌关节

腕掌关节面的不规则形状，使我们无法用标准的关节运动学去描述它。由于其关节面相互接合，第2和第3根手指（食指和中指）的活动范围非常有限。第4和第5根手指（无名指和小指）的活动范围更大，使手的尺侧边缘朝手心折叠过去，从而加深了手掌的凹状程度。在

第4和第5掌骨关节的动作被称为尺侧活动。这些内侧关节的活动度使得手可以呈卷窝状（手的大鱼际和小鱼际靠近）。

第1腕掌关节

拇指的腕掌关节可以在两个维度上运动：屈曲/伸展以及外展/内收。屈曲和伸展通过大多角骨，围绕着前/后轴发生在冠状面上。外展和内收通过掌骨，围绕着内/外轴发生在矢状面中。与之相反的动作则是各种运动的结合（包括不同程度的屈曲、内旋和内收）。

拇指的腕掌关节由一侧凹一侧凸的第1掌骨底和一侧凹一侧凸的大多角骨组成。掌骨在内/外方向上呈凹状，在前/后方向呈凸状。拇指屈曲时，掌骨的凹面向尺侧（内侧）方向滚动和滑动。拇指伸展时的情况则相反，掌骨向桡侧（外侧）方向滚动和滑动。拇指外展的关节运动学原理是，掌骨的凸面在大多角骨的凹面上向掌侧滚动并向后滑行。而在内收时，掌骨则在大多角骨的凹面上向背侧滚动并向前滑行。

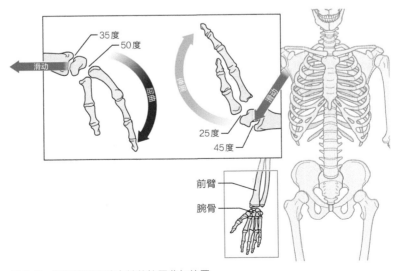

图9.6　桡腕关节和腕中关节的屈曲与伸展

掌指关节

掌指关节可以在两个维度上运动：屈曲/伸展以及外展/内收。屈曲和伸展通过掌骨，围绕着内/外轴发生在矢状面中。外展和内收通过掌骨，围绕着前/后轴发生在冠状面当中。

掌指关节包括一个凹状的指骨底和一个凸状的掌骨。在屈曲时，指骨在凸状的掌骨上朝掌侧滚动与滑行。在伸展时，指骨在凸状的掌骨上朝背侧滚动与滑行。在外展和内收的过程中，近端指骨会以与手指运动的相同方向（桡侧或尺侧）滚动和滑行。

拇指的掌指关节在解剖结构上与第2至第5根手指类似。不过，其运动的朝向是不同的。屈曲和伸展主要通过掌骨，围绕着前/后轴发生在冠状面中。外展和内收主要通过掌骨，围绕着内/外轴发生在矢状面中。拇指处还会发生轻微的绕轴旋转。在屈曲时，凹状的近端指骨底会滑向拇指的掌面。伸展时则发生相反的情况：凹状的近端指骨底向拇指背侧滑行。第1掌指关节外展的关节运动学原理是，近端指骨以与拇指运动的相同方向滚动与滑行。而在内收时，近端指骨还是以与拇指运动的相同方向滚动与滑行。

指骨间关节

近端指骨间关节和远端指骨间关节都只能在一个维度上自由运动：屈曲和伸展。屈曲和伸展围绕着内/外轴发生在矢状面上。在屈曲时，凹状的远端指骨会朝掌侧滑动。而当远端指骨朝背侧滑动时会发生伸展运动。

手腕与手部关节的关节学

关节面	紧张位	休息位	关节囊模式	标准活动范围	末端感觉
			桡尺远侧关节		
凸状的尺骨和凹状的桡骨尺切迹	旋后5度	旋后与旋前之间的中间状态	在活动范围到达极限时疼痛	旋前：80度 旋后：80度	两个方向上都有组织牵拉感
			桡腕关节		
凸状的近侧腕骨与凹状的桡骨面和桡尺盘	伸展时伴有桡骨偏移	手在休息位时手腕位于屈曲10度的位置，向尺骨侧轻微偏移	屈曲与伸展同样受限	屈曲：80度 伸展：70度 尺骨侧偏移：30度 桡骨侧偏移：20度	所有方向上都有组织牵拉感 伸展和桡骨侧偏移时可能会有坚实感
			腕中关节		
近侧腕骨（手舟骨、月骨、三角骨、豌豆骨）与远侧腕骨（大多角骨、小多角骨、头状骨、钩骨）	伸展时伴有尺骨偏移	手在休息位时手腕位于屈曲10度的位置，尺骨侧轻微偏移	未说明	与桡腕关节同时运动	所有方向上都有组织牵拉感 伸展和桡骨侧偏移时可能会有坚实感
			腕掌关节		
凹状的掌骨底和相对应的腕骨	未说明	手的功能位	所有平面中的运动都同样受限	未说明	未说明
			第1腕掌关节		
大多角骨与第1掌骨；掌骨在内/外方向上呈凹状，在前/后方向上呈凸状	拇指完全对掌动作	中度外展与中度屈曲	伸展后，外展会受到最大限度地限制	屈曲：15度 伸展：80度 外展：70度	所有方向上都有组织牵拉感 屈曲和做对掌动作时可能会有柔软感
			掌指关节		
凸状的远侧掌骨和凹状的近端指骨	完全屈曲	轻微屈曲	屈曲与伸展同时受限	屈曲：90度 伸展：30度 外展：80度 拇指屈曲：50度	所有方向上都有组织牵拉感； 伸展时有坚实感
			指骨间关节		
凸状的近端指骨与凹状的远端指骨	完全伸展	轻微屈曲	屈曲与伸展同时受限	第2~5近端指骨间关节屈曲：100度 第2~5远端指骨间关节屈曲：90度 拇指远端指骨间关节屈曲：80度	屈曲时可能会有坚硬、坚实、柔软感，伸展时有组织牵拉感

腹侧（掌）滑行

患者姿势： 保持坐姿，前臂自然放松，置于治疗床上。

临床师姿势： 站立或保持坐姿，面朝患者桡尺远侧关节的背面。

稳定机制： 临床师起稳定作用的那侧手从背侧握住患者的远端尺骨。

松动术： 临床师开展松动术的手从背侧捏住患者的远端桡骨。在起稳定作用的那侧手将尺骨保持在原位的同时，开展松动术的手将远端桡骨向前滑动，从而产生腹侧滑行。

技术目标： 提升前臂的旋前能力。

注意： 记住，桡骨腹侧滑行其实就是尺骨的背侧滑行。

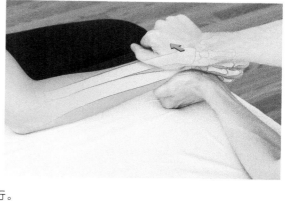

背侧滑行

患者姿势： 保持坐姿，前臂自然放松，置于治疗床上。

临床师姿势： 站立或保持坐姿，面朝患者桡尺远侧关节的掌面。

稳定机制： 临床师起稳定作用的那侧手从背侧握住患者的远端尺骨。

松动术： 临床师开展松动术的手从腹侧捏住患者的远端桡骨。在起稳定作用的那侧手将尺骨保持在原位的同时，开展松动术的手将远端桡骨向后滑动，从而产生背侧滑行。

技术目标： 提升前臂的旋后能力。

注意： 记住，桡骨背侧滑行其实就是尺骨的掌侧滑行。

牵引

患者姿势： 保持坐姿，前臂腹侧置于治疗床上，手伸出治疗床边缘。将桡腕关节和尺腕关节保持在休息状态下的开链位置上。

临床师姿势： 面朝患者待治疗的桡腕关节和尺腕关节站立。

稳定机制： 临床师的近侧手在患者前臂背面的远端桡骨和尺骨处起稳定作用。同时，用这只手将患者的远端前臂在治疗床上稳定住。

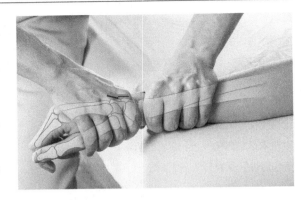

松动术： 临床师开展松动术的手从背面握住患者的近侧腕骨，同时将近侧腕骨拉离桡骨和尺骨，从而在该关节处产生牵引运动。

技术目标： 改善（相关关节的）整体活动性并抑制疼痛。

注意： 该技术可以辅以程度各异的松动术，如屈曲与伸展，以及尺骨侧或桡骨侧偏移。

背侧滑行

▶ 视频9.1展示了该技术。

患者姿势： 保持坐姿，前臂尺侧或背侧置于治疗床上，手伸出治疗床边缘。将桡腕关节和尺腕关节保持在休息状态下的开链位置上。

临床师姿势： 面朝患者待治疗的桡腕关节和尺腕关节站立。

稳定机制： 临床师的近侧手在患者前臂背面的远端桡骨和尺骨处起稳定作用。同

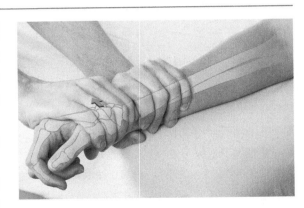

时，用这只手将患者的远端前臂在治疗床上稳定住。

松动术： 临床师开展松动术的手从背面握住患者的近侧腕骨，同时将近侧腕骨拉向临床师，从而产生背侧滑行。

技术目标： 改善（相关关节的）整体活动性和手腕的屈曲能力。

注意： 患者可能需要轻微旋转肩部和身体，以让手腕始终处于自然放松位。

腹侧滑行

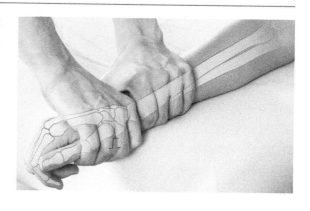

患者姿势： 保持坐姿，前臂尺侧或背侧置于治疗床上，手伸出治疗床边缘。将桡腕关节和尺腕关节保持在休息状态下的开链位置上。

临床师姿势： 面朝患者待治疗的桡腕关节和尺腕关节站立。

稳定机制： 临床师的近侧手在患者前臂背面的远端桡骨和尺骨处起稳定作用。同时，用这只手将患者的远端前臂在治疗床上稳定住。

松动术： 临床师开展松动术的手从背面握住患者的近侧腕骨，同时将近侧腕骨朝腹侧方向滑动。

技术目标： 改善（相关关节的）整体活动性和手腕的伸展能力。

注意： 患者可能需要轻微旋转肩部和身体，以让手腕始终处于自然放松位。

桡骨侧滑行

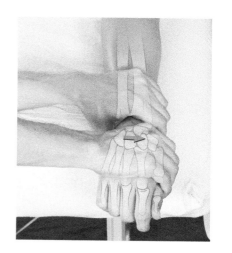

患者姿势： 保持坐姿，前臂腹侧置于治疗床上，手伸出治疗床边缘。将桡腕关节和尺腕关节保持在休息状态下的开链位置上。

临床师姿势： 面朝患者待治疗的桡腕关节和尺腕关节站立。

稳定机制： 临床师的近侧手在患者前臂背面的远端桡骨和尺骨处起稳定作用。同时，用这只手将患者的远端前臂在治疗床上稳定住。

松动术： 临床师开展松动术的手从背面握住患者的近侧腕骨。同时，开展松动术的手将近侧腕骨朝桡骨滑动以产生桡骨滑行。若临床师向远离身体而非朝向着自己的身体方向开展松动术，则可以获得较好的生物力学优势。

技术目标： 提升手腕尺骨侧偏移能力。

注意： 患者可能需要轻微旋转肩部和身体，以让手腕始终处于自然放松位。该技术对手腕的关节养护也有益处。

尺骨侧滑行

患者姿势： 保持坐姿，前臂尺侧或背侧置于治疗床上，手伸出治疗床边缘。将桡腕关节和尺腕关节保持在休息状态下的开链位置上。

临床师姿势： 面朝患者待治疗的桡腕关节和尺腕关节站立。

稳定机制： 临床师的近侧手在患者前臂腹侧面的远端桡骨和尺骨处起稳定作用。同时，这只手将患者的远端前臂在治疗床上稳定住。

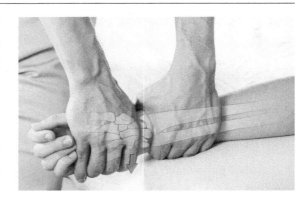

松动术： 临床师开展松动术的手从桡侧握住患者的近侧腕骨，同时将近侧腕骨向尺骨侧滑行。

技术目标： 提升手腕桡骨侧偏移能力。

注意： 患者可能需要轻微旋转肩部和身体，以让手腕始终处于自然放松位。

针对伸展受限的手舟骨、月骨和三角骨的松动术

▶ 视频9.1展示了该技术。

患者姿势： 保持坐姿，前臂腹侧置于治疗床上，手伸出治疗床边缘。将桡腕关节和尺腕关节保持在休息状态下的开链位置上。

临床师姿势： 面朝患者待治疗的桡腕关节和尺腕关节站立。

稳定机制： 临床师的近侧手在患者的远端桡骨和尺骨处起稳定作用，拇指置于背面，其余四指置于腹侧面。临床师还可以将患者的手置于自己的躯干上以获得额外的稳定性。

松动术： 临床师开展松动术的手握住患者的近侧腕骨，用拇指触诊背面，食指触诊掌面。开展松动术的手将近侧腕骨向下滑动以产生掌滑行。（a）临床师的手舟骨在患者的桡骨上开展松动术，（b）临床师的月骨在患者的桡骨上开展松动术，以及（c）临床师的三角骨在患者的三角纤维软骨盘上开展松动术。

技术目标： 提升手腕的伸展能力。

注意： 患者可能需要轻微旋转肩部和身体，以让手腕始终处于自然放松位。该技术对手腕的关节养护也有益处。

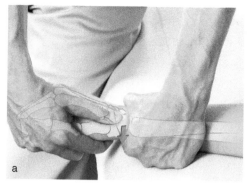

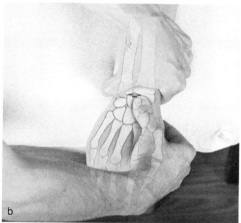

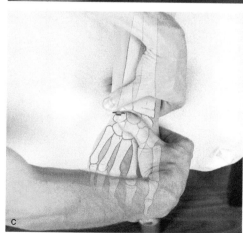

针对屈曲受限的手舟骨、月骨和三角骨的松动术

▶ 视频9.2展示了该技术。

患者姿势: 保持坐姿,前臂腹侧置于治疗床上,手伸出治疗床边缘。将桡腕关节和尺腕关节保持在休息状态下的开链位置上。

临床师姿势: 面朝患者待治疗的桡腕关节和尺腕关节站立。

稳定机制: 临床师的近侧手在患者的远端桡骨和尺骨处起稳定作用,拇指置于背面,其余四指置于腹侧面。临床师还可以将患者的手置于自己的躯干上以获得额外的稳定性。

松动术: 临床师开展松动术的手握住患者的近侧腕骨,用拇指触诊背面,食指触诊掌面。开展松动术的手将近侧腕骨朝上滑动以产生背侧滑行。(a)临床师的手舟骨在患者的桡骨上开展松动术,(b)临床师的月骨在患者的桡骨上开展松动术,以及(c)临床师的三角骨在患者的(三角纤维软骨)盘上开展松动术。

技术目标: 提升手腕的屈曲能力,以及减少月骨在尺骨上背侧滑行时出现的掌侧姿势错误。

注意: 患者可能需要轻微旋转肩部和身体,以让手腕始终处于自然放松位。

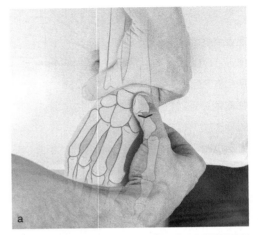

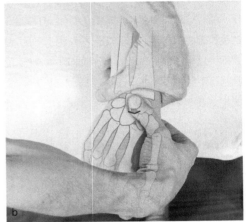

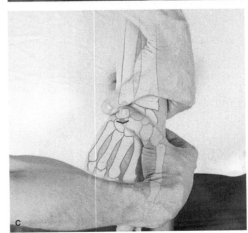

牵引

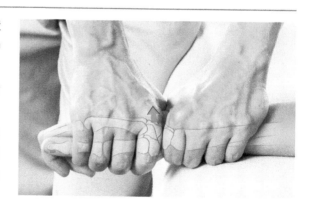

▶ 视频9.3展示了该技术。

患者姿势： 保持坐姿，前臂腹侧置于治疗床上，手伸出治疗床边缘。将腕中关节保持在休息状态下的开链位置上。

临床师姿势： 面朝患者待治疗的那侧手臂的腕中关节站立。

稳定机制： 临床师的近侧手从患者的手腕背面稳定住近侧腕骨。同时，用这只手把患者的远端前臂按在治疗床上，以起到稳定作用。

松动术： 临床师开展松动术的手从背面握住患者的远侧腕骨，同时将远侧腕骨与近侧腕骨分离开来。

技术目标： 改善（腕中关节的）整体活动性并抑制疼痛。

注意： 临床师也可以选择增加程度各异的松动术，如屈曲与伸展以及尺骨侧或桡骨侧偏移。

背侧滑行

患者姿势： 保持坐姿，前臂尺侧或背侧置于治疗床上，手伸出治疗床边缘。将腕中关节保持在休息状态下的开链位置上。

临床师姿势： 面朝患者待治疗的那侧手臂的腕中关节站立。

稳定机制： 临床师的近侧手从患者的手腕背面稳定住近侧腕骨。同时，用这只手把患者的远端前臂按在治疗床上，以起到稳定作用。

松动术： 临床师开展松动术的手从背面握住患者的远侧腕骨，同时将远侧腕骨向后拉，从而产生背侧滑行。

技术目标： 提升手腕的屈曲能力。

注意： 患者可能需要轻微旋转肩部和身体，以让手腕始终处于自然放松位。

腹侧滑行

患者姿势： 保持坐姿，前臂尺侧或腹侧置于治疗床上，手伸出治疗床边缘。将腕中关节保持在休息状态下的开链位置上。

临床师姿势： 面朝患者待治疗的那侧手臂的腕中关节站立。

稳定机制： 临床师的近侧手从患者的手腕背面稳定住近侧腕骨。同时，用这只手把患者的远端前臂按在治疗床上，以起到稳定作用。

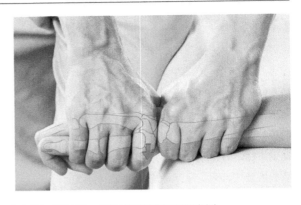

松动术： 临床师开展松动术的手从背面握住患者的远侧腕骨，同时将远侧腕骨以腹侧（掌）向下滑动。

技术目标： 提升（手腕的）伸展能力。

注意： 患者可能需要轻微旋转肩部和身体，以让手腕始终处于自然放松位。

桡骨侧滑行

患者姿势： 保持坐姿，前臂尺侧或腹侧置于治疗床上，手伸出治疗床边缘。将腕中关节保持在休息状态下的开链位置上。

临床师姿势： 面朝患者待治疗的那侧手臂的腕中关节站立或保持坐姿。

稳定机制： 临床师的近侧手从患者的手腕背面稳定住近侧腕骨。同时，用这只手把患者的远端前臂按在治疗床上，以起到稳定作用。

松动术： 临床师开展松动术的手从尺侧握住患者的远侧腕骨，同时将远侧腕骨朝桡骨滑动，以产生桡骨滑行。

技术目标： 提升手腕尺骨侧偏移能力。

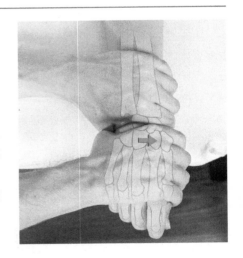

尺骨侧滑行

患者姿势： 保持坐姿，将前臂的尺侧置于治疗床上，手伸出治疗床边缘。将腕中关节保持在休息状态下的开链位置上。

临床师姿势： 面朝患者待治疗的那侧手臂的腕中关节站立。

稳定机制： 临床师的近侧手从患者的手腕掌面稳定住近侧腕骨。同时，用这只手把患者的远端前臂按在治疗床上，以起到稳定作用。

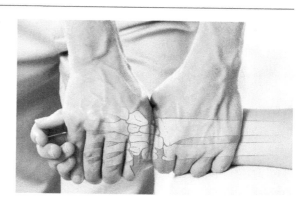

松动术： 临床师开展松动术的手从桡侧握住患者的远侧腕骨，同时将远侧腕骨朝尺骨滑动，以产生尺骨滑行。

技术目标： 提升手腕桡骨侧偏移能力。

腕骨间伸展松动术

患者姿势： 保持坐姿，将前臂的腹侧面置于治疗床上，手伸出治疗床边缘。将腕中关节保持在休息状态下的开链位置上。

临床师姿势： 面朝患者待治疗的那侧手臂的腕中关节保持坐姿。

稳定机制： 临床师起稳定作用的那侧手握住患者的近侧腕骨，拇指置于背面，食指置于掌面。临床师还可以将患者的手置于自己的躯干上以获得额外的稳定性。

松动术： 临床师用开展松动术的手握住患者的远侧腕骨，拇指触诊背面，食指触诊掌面。进行松动术的手向下从而产生腹侧滑动：（a）在手舟骨上向背侧滑动大多角骨和小多角骨，（b）在手舟骨上向掌侧滑动头状骨，（c）在月骨上向掌侧滑动头状骨，以及（d）在三角骨上向掌侧滑动钩骨。

技术目标： 提升手腕的伸展能力。

注意： 该技术有益于手腕的关节养护。

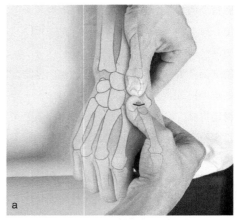

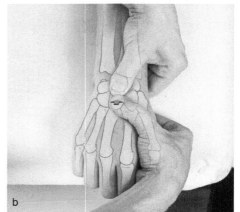

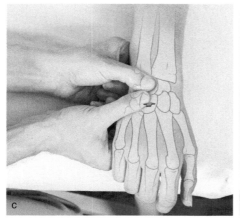

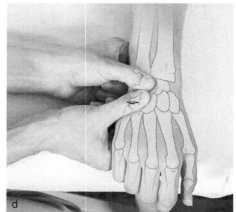

腕骨间屈曲松动术

患者姿势： 保持坐姿，将前臂的腹侧面置于治疗床上。将桡腕关节和尺腕关节保持在休息状态下的开链位置上。

临床师姿势： 面朝患者待治疗的那侧手臂的腕中关节保持坐姿。

稳定机制： 临床师的近侧手在桡骨远端握住患者的手，拇指置于背面，食指置于腹侧面。临床师还可以将患者的手置于自己的躯干上以获得额外的稳定性。

松动术： 临床师开展松动术的手握住患者的远侧腕骨，拇指触诊背面，食指触诊掌面。起稳定作用的那侧手将近侧腕骨稳定在原位，同时开展松动术的手滑动：（a）在手舟骨上向掌侧滑动大多角骨和小多角骨，（b）在手舟骨上向背侧滑动头状骨，（c）在月骨上向背侧滑动头状骨，以及（d）在三角骨上向背侧滑动钩骨。

技术目标： 提升手腕的屈曲能力。

注意： 该技术有益于手腕的关节养护。

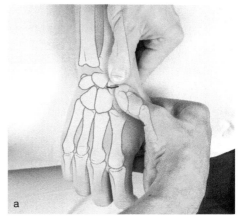

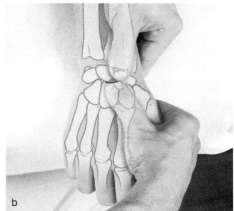

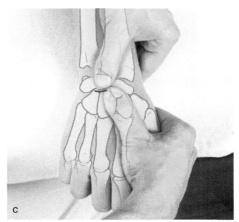

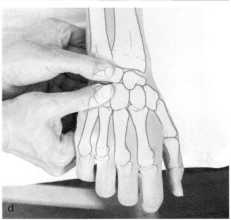

腕骨间松动术

患者姿势：保持坐姿，将前臂的腹侧面置于治疗床上。将桡腕关节和尺腕关节保持在休息状态下的开链位置上。

临床师姿势：面朝患者待治疗的那侧手臂的腕中关节保持坐姿。

稳定机制：临床师起稳定作用的那侧手握住患者的近侧腕骨，拇指置于背面，食指置于掌面。临床师还可以将患者的手置于自己的躯干上以获得额外的稳定性。

松动术：临床师开展松动术的手握住患者的单个腕骨，拇指触诊背面，食指触诊掌面。起稳定作用的那侧手将此腕骨稳定在原位，同时开展松动术的手滑动：（a）在头状骨上向背侧滑动小多角骨，（b）在头状骨上向掌侧滑动小多角骨，（c）在头状骨上向背侧滑动钩骨，以及（d）在头状骨上向掌侧滑动钩骨。

技术目标：提升远侧腕骨间的关节运动能力。

注意：该技术有益于手腕的关节养护。

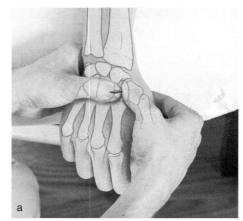

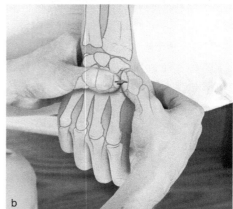

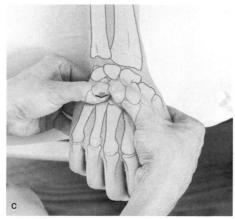

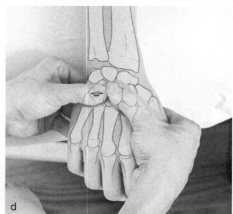

腕掌牵引

患者姿势： 保持坐姿，前臂置于治疗床上，手掌朝下。

临床师姿势： 面朝患者待治疗的那侧手臂的腕掌关节保持坐姿。

稳定机制： 临床师的近侧手握住患者待治疗关节的腕骨，拇指置于背面，食指置于掌面。临床师还可以将患者的手置于自己的躯干上以获得额外的稳定性。

松动术： 临床师开展松动术的手握住患者正在接受牵引的关节的掌骨底，拇指触诊背面，食指触诊掌面。开展松动术的手向远端方向上在小多角骨上松动第2掌骨，在头状骨上松动第3掌骨，在钩骨上松动第4掌骨，在钩骨上松动第5掌骨。

技术目标： 提高第2~5指的关节运动能力。

注意： 这些关节的活动程度是最小的，尤其是稳定的第2列和第3列腕掌关节。

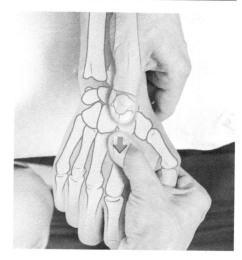

腕掌背侧滑行

▶ 视频9.4展示了该技术。

患者姿势： 保持坐姿，前臂置于治疗床上，手掌朝下。

临床师姿势： 面朝患者待治疗的那侧手臂的腕掌关节保持坐姿。

稳定机制： 临床师的近侧手握住患者待治疗的单个关节的腕骨，拇指置于背面，食指置于掌面。临床师还可以将患者的手置于自己的躯干上以获得额外的稳定性。

松动术： 临床师开展松动术的手握住患者正在接受松动术的关节的掌骨底，拇指触诊背面，食指触诊掌面。开展松动术的手向上松动掌骨，以产生背侧滑行。

技术目标： 提升手腕/手指的伸展能力。

注意： 这些关节的活动程度是最小的，尤其是稳定的第2列和第3列腕掌关节。

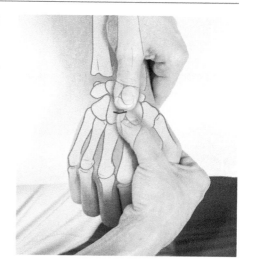

腕掌腹侧滑行

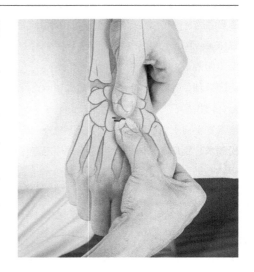

▶ 视频9.5展示了该技术。

患者姿势： 保持坐姿，前臂置于治疗床上，手掌朝下。

临床师姿势： 面朝患者待治疗的那侧手臂的腕掌关节保持坐姿。

稳定机制： 临床师的近侧手握住患者待治疗的关节的腕骨，拇指置于背面，食指置于掌面。临床师还可以将患者的手置于自己的躯干上以获得额外的稳定性。

松动术： 临床师开展松动术的手握住患者正在接受松动术的关节的掌骨底，拇指触诊背面，食指触诊掌面。开展松动术的手向下松动掌骨，以产生掌侧滑行。

技术目标： 提升手腕/手指的屈曲能力。

注意： 这些关节的活动程度是最小的，尤其是稳定的第2列和第3列腕掌关节。

掌骨间背侧滑行

患者姿势： 保持坐姿，前臂置于治疗床上，手掌朝下。

临床师姿势： 面朝患者待治疗的那侧手的掌骨保持坐姿。

稳定机制： 临床师的近侧手握住患者掌骨骨干中段，拇指置于背面，食指置于掌面，以此稳定住它。临床师还可以将患者的手置于自己的躯干上以获得额外的稳定性。

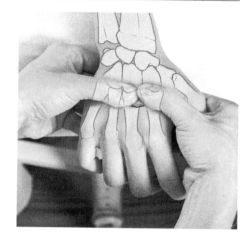

松动术： 临床师开展松动术的手握住患者另一侧掌骨骨干中段，拇指触诊背面，食指触诊掌面。起稳定作用的那侧手将掌骨稳定在原位，同时开展松动术的手以背向在第 3 掌骨上滑动第 2 掌骨，以背向在第 3 掌骨上滑动第 4 掌骨，以背向在第 5 掌骨上滑动第 4 掌骨。

技术目标： 使掌骨之间的运动更加自如；扩大手弓的活动范围。

注意： 此技术有益于该关节关节软骨的养护。

掌骨间腹侧滑行

患者姿势： 保持坐姿，前臂置于治疗床上，手掌朝下。

临床师姿势： 面朝患者待治疗的那侧手的掌骨保持坐姿。

稳定机制： 临床师的近侧手握住患者掌骨骨干中段，拇指置于背面，食指置于掌面，以此稳定住它。临床师还可以将患者的手置于自己的躯干上以获得额外的稳定性。

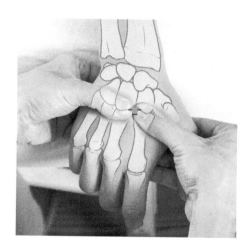

松动术： 临床师开展松动术的手握住患者另一侧掌骨骨干中段，拇指触诊背面，食指触诊掌面。起稳定作用的那侧手将掌骨稳定在原位，同时开展松动术的手以腹侧向在第 3 掌骨上滑动第 2 掌骨，以腹侧向在第 3 掌骨上滑动第 4 掌骨，以腹侧向在第 5 掌骨上滑动第 4 掌骨。

技术目标： 使掌骨之间的运动更加自如；扩大手弓的活动范围。

注意： 此技术有益于该关节关节软骨的养护。

掌指牵引

患者姿势： 保持坐姿，前臂保持自然休息位。

临床师姿势： 面朝患者待治疗的那侧手的掌骨保持坐姿。

稳定机制： 临床师的近侧手握住患者要接受松动术的掌指关节的掌骨，拇指置于背面，食指置于掌面，以此稳定住它。临床师还可以将患者的手置于自己的躯干上以获得额外的稳定性。

松动术： 临床师开展松动术的手握住患者正在接受松动术的近端指骨的近端末梢，拇指触诊背面，食指触诊掌面。起稳定作用的那侧手将掌骨稳定在原位，同时开展松动术的手向远处滑动近端指骨，以牵引掌指关节。

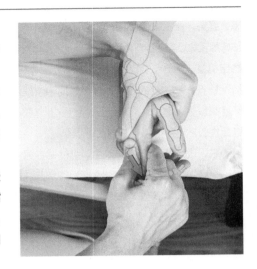

技术目标： 使掌骨之间的运动更加自如；扩大手弓的活动范围。

掌指背侧滑行

患者姿势： 保持坐姿，前臂保持自然休息位。

临床师姿势： 面朝患者待治疗的那侧手的掌骨保持坐姿。

稳定机制： 临床师的近侧手握住患者要接受松动术的掌指关节的掌骨，拇指置于背面，食指置于掌面，以此稳定住它。临床师还可以将患者的手置于自己的躯干上以获得额外的稳定性。

松动术： 临床师开展松动术的手握住患者正在接受松动术的近端指骨的近端末梢，拇指触诊背面，食指触诊掌面。起稳定作用的那侧手将掌骨稳定在原位，同时开展松动术的手向后滑动近端指骨，以产生背侧滑行。

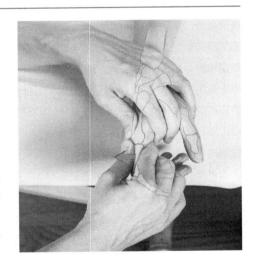

技术目标： 使掌骨之间的运动更加自如；将活动范围扩大到掌指伸展的程度。

注意： 此技术有益于该关节关节软骨的养护。

掌指腹侧滑行

患者姿势： 保持坐姿，前臂保持自然休息位。

临床师姿势： 面朝患者待治疗的那侧手的掌骨站立或保持坐姿。

稳定机制： 临床师的近侧手握住患者要接受松动术的掌指关节的掌骨，拇指置于背面，食指置于掌面，以此稳定住它。临床师还可以将患者的手置于自己的躯干上以获得额外的稳定性。

松动术： 临床师开展松动术的手握住患者正在接受松动术的近端指骨的近端末梢，拇指触诊背面，食指触诊掌面。起稳定作用的那侧手将掌骨稳定在原位，同时开展松动术的手向前滑动近端指骨，以产生腹侧滑行。

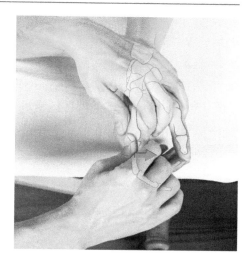

技术目标： 使掌骨之间的运动更加自如；将活动范围扩大到掌指屈曲的程度。

掌指桡骨侧滑行

患者姿势： 手掌朝下，保持坐姿。

临床师姿势： 面朝患者待治疗的那侧手的掌骨站立或保持坐姿。

稳定机制： 临床师的近侧手握住患者要接受松动术的掌指关节的掌骨，拇指置于尺侧，食指置于桡侧，以此稳定住它。临床师还可以将患者的手置于自己的躯干上以获得额外的稳定性。

松动术： 临床师开展松动术的手握住患者正在接受松动术的近端指骨的近端末梢，拇指触诊背面，食指触诊掌面。起稳定作用的那侧手将掌骨稳定在原位，同时开展松动术的手向桡骨方向滑动近端指骨，以产生向桡骨侧滑行。

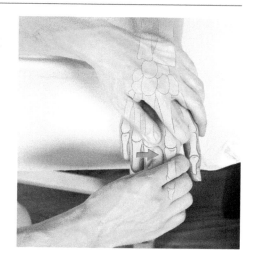

技术目标： 使掌骨之间的运动更加自如；扩大掌指处第1指和第2指外展的活动范围，以及第3指桡侧外展和第4指、第5指内收的活动范围。

注意： 此技术有益于该关节关节软骨的养护。

掌指尺骨侧滑行

患者姿势： 手掌朝下，保持坐姿。

临床师姿势： 面朝患者待治疗的那侧手的掌骨站立或保持坐姿。

稳定机制： 临床师的近侧手握住患者要接受松动术的掌指关节的掌骨，拇指置于尺侧，食指置于桡侧，以此稳定住它。临床师还可以将患者的手置于自己的躯干上以获得额外的稳定性。

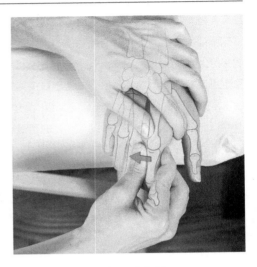

松动术： 临床师开展松动术的手握住患者正在接受松动术的近端指骨的近端末梢，拇指触诊尺侧，食指触诊桡侧。起稳定作用的那侧手将掌骨稳定在原位，同时开展松动术的手向尺骨方向滑动近端指骨，以产生向尺骨侧的滑行。

技术目标： 使掌骨关节的运动更加自如；扩大掌指处第1指和第2指内收的活动范围，以及第3指尺侧外展和第4指、第5指外展的活动范围。

注意： 此技术有益于该关节关节软骨的养护。

指骨间牵引

▶ 视频9.6展示了该技术。

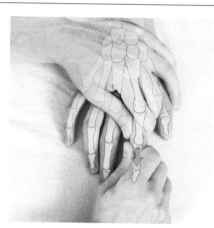

患者姿势： 手掌朝下，保持坐姿。

临床师姿势： 面朝患者待治疗的那侧手的指骨间关节站立或保持坐姿。

稳定机制： 临床师的近侧手握住患者要接受松动术的指骨间关节更靠近侧的那一节指骨，拇指置于背面，食指置于掌面，以此稳定住它。临床师还可以将患者的手置于自己的躯干上以获得额外的稳定性。

松动术： 临床师开展松动术的手握住患者正在接受松动术的更靠远侧的那一节指骨的近端末梢，拇指触诊背面，食指触诊掌面。起稳定作用的那侧手将近端指骨稳定在原位，同时开展松动术的手向远处滑动远端指骨，以牵引指骨间关节。

技术目标： 使指骨间关节的运动更加自如。

注意： 此技术有益于该关节关节软骨的养护。

指骨间背侧滑行

▶ 视频9.7展示了该技术。

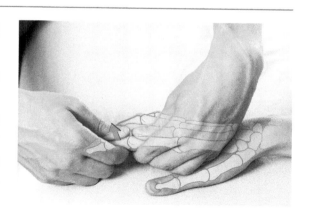

患者姿势： 手掌朝下，保持坐姿。

临床师姿势： 面朝患者待治疗的那侧手的指骨间关节站立或保持坐姿。

稳定机制： 临床师的近侧手握住患者要接受松动术的指骨间关节更靠近侧的那一节指骨，拇指置于背面，食指置于掌面，以此稳定住它。临床师还可以将患者的手置于自己的躯干上以获得额外的稳定性。

松动术： 临床师开展松动术的手握住患者正在接受松动术的更靠远侧的那一节指骨的近端末梢，拇指触诊背面，食指触诊掌面。起稳定作用的那侧手将近端指骨稳定在原位，同时开展松动术的手向后滑动远端指骨，以产生背侧滑行。

技术目标： 使指骨间关节的运动更加自如，同时有助于指骨间关节的伸展。

注意： 此技术有益于该关节关节软骨的养护。

指骨间腹侧滑行

患者姿势： 手掌朝下，保持坐姿。

临床师姿势： 面朝患者待治疗的那侧手的指骨间关节站立或保持坐姿。

稳定机制： 临床师的近侧手握住患者要接受松动术的指骨间关节更靠近侧的那一节指骨，拇指置于背面，食指置于掌面，以此稳定住它。临床师还可以将患者的手置于自己的躯干上以获得额外的稳定性。

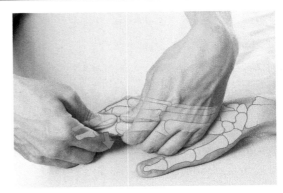

松动术： 临床师开展松动术的手握住患者要接受松动术的更靠远侧的那一节指骨的近端末梢，拇指触诊背面，食指触诊掌面。起稳定作用的那侧手将近端指骨稳定在原位，同时开展松动术的手向前滑动远端指骨，以产生腹侧滑行。

技术目标： 使指骨间关节的运动更加自如，同时有助于指骨间关节的屈曲。

注意： 此技术有益于该关节关节软骨的养护。

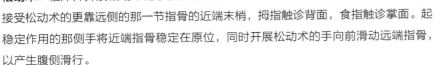

拇指腕掌牵引

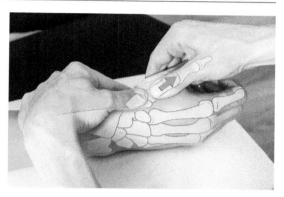

患者姿势： 保持坐姿，前臂的尺侧置于治疗床上。使拇指腕掌关节保持在休息状态下的开链位置上。

临床师姿势： 面朝患者待治疗的那侧手的拇指腕掌关节站立或保持坐姿。

稳定机制： 临床师的近侧手握住患者的大多角骨，拇指置于背面，食指置于掌面，以此稳定住它。临床师还可以将患者的手置于自己的躯干上以获得额外的稳定性。

松动术： 临床师开展松动术的手握住患者的近侧掌骨，拇指触诊背面，食指触诊掌面。起稳定作用的那侧手将大多角骨稳定在原位，同时开展松动术的手向远处移动掌骨，以牵引拇指腕掌关节。

技术目标： 提升拇指腕掌关节的运动能力，同时增加其整体活动度。

注意： 此技术有益于该关节关节软骨的养护。

拇指腕掌背侧滑行

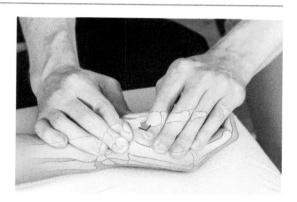

患者姿势： 保持坐姿，前臂的尺侧和手置于治疗床上。使拇指腕掌关节保持在休息状态下的开链位置上。

临床师姿势： 面朝患者待治疗的那侧手的拇指腕掌关节站立或保持坐姿。

稳定机制： 临床师的近侧手握住患者的大多角骨，拇指置于掌面，食指置于背面，以此稳定住它。临床师还可以将患者的手置于自己的躯干上以获得额外的稳定性。

松动术： 临床师开展松动术的手握住患者的近侧掌骨，拇指触诊掌面，食指触诊背面。起稳定作用的那侧手将大多角骨稳定在原位，同时开展松动术的手以背向移动掌骨，以产生背侧滑行。

技术目标： 提升拇指腕掌关节的外展能力。

注意： 此技术有益于该关节关节软骨的养护。

拇指腕掌腹侧滑行

患者姿势：保持坐姿，前臂的尺侧和手置于治疗床上。使拇指腕掌关节保持在休息状态下的开链位置上。

临床师姿势：面朝患者待治疗的那侧手的拇指腕掌关节站立或保持坐姿。

稳定机制：临床师的近侧手握住患者的大多角骨，拇指置于掌面，食指置于背面，以此稳定住它。临床师还可以将患者的手置于自己的躯干上以获得额外的稳定性。

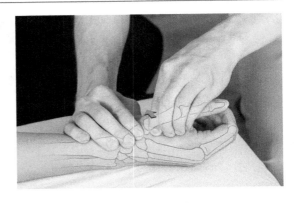

松动术：临床师开展松动术的手握住患者的近侧掌骨，拇指触诊掌面，食指触诊背面。起稳定作用的那侧手将大多角骨稳定在原位，同时开展松动术的手向掌侧移动掌骨，以产生腹侧滑行。

技术目标：提升拇指腕掌关节的内收能力。

注意：此技术有益于该关节关节软骨的养护。

拇指腕掌桡骨侧滑行

患者姿势：保持坐姿，前臂的尺侧和手置于治疗床上。使拇指腕掌关节保持在休息状态下的开链位置上。

临床师姿势：面朝患者待治疗的那侧手的拇指腕掌关节站立或保持坐姿。

稳定机制：临床师的近侧手握住患者的大多角骨，拇指置于掌面，食指置于背面，以此稳定住它。临床师还可以将患者的手置于自己的躯干上以获得额外的稳定性。

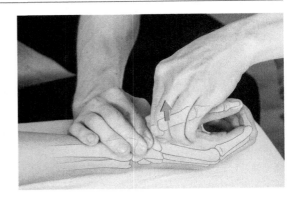

松动术：临床师开展松动术的手握住患者的近侧掌骨，拇指触诊掌面，食指触诊背面。起稳定作用的那侧手将大多角骨稳定在原位，同时开展松动术的手朝桡骨方向移动掌骨，以产生桡骨滑行。

技术目标：提升拇指腕掌关节的伸展能力。

注意：此技术有益于该关节关节软骨的养护。

拇指腕掌尺骨侧滑行

患者姿势: 保持坐姿,前臂的尺侧置于治疗床上。使拇指腕掌关节保持在休息状态下的开链位置上。

临床师姿势: 面朝患者待治疗的那侧手的拇指腕掌关节站立或保持坐姿。

稳定机制: 临床师的近侧手握住患者的大多角骨,拇指置于掌面,食指置于背面,以此稳定住它。临床师还可以将患者的手置于自己的躯干上以获得额外的稳定性。

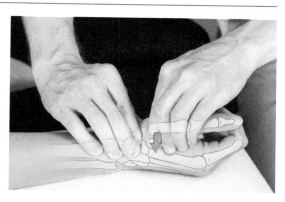

松动术: 临床师开展松动术的手握住患者的近侧掌骨,拇指触诊掌面,食指触诊背面。起稳定作用的那只手将大多角骨稳定在原位,同时开展松动术的手朝尺骨方向移动掌骨,以产生尺骨滑行。

技术目标: 提升拇指腕掌关节的屈曲能力。

注意: 此技术有益于该关节关节软骨的养护。

支持针对各种手腕和手部病症开展徒手治疗方法的研究证据

相关研究	研究情况/患者情况	干预措施/对比	结果
针对腕管综合征采用短幅冲刺动作和非短幅冲刺动作松动术：C级			
塔尔－阿卡比与拉什顿（Tal-Akabi & Rushton, 2000）（3b级）	21名腕管综合征患者	患者分为三组：（1）控制组；（2）正中神经松动术组；（3）腕骨松动术组	治疗组与控制组之间的疼痛级别有显著差别。接受治疗的两组之间，疼痛级别无显著性差异
针对科斯骨折采用短幅冲刺动作和非短幅冲刺动作松动术：D级			
科伊尔与罗伯特松（Coyle & Robertson, 1998）（4级）	8名存在科利斯骨折并采取制动后的女性患者	患者被随机指定接受不同模式的治疗。有两组治疗技术——被动持续牵拉和振荡型关节松动术，共6个疗程	在缓解疼痛方面，振荡型关节松动术比被动持续牵拉更有效。两种治疗方法都能有效地增加主动活动范围
针对掌指关节采用短幅冲刺动作和非短幅冲刺动作松动术：C级			
兰德尔（Randall et al., 1992）（3b级）	18名掌骨骨折后采取制动后的患者	患者被随机安排到关节松动术组或控制组。接受的关节松动术包括牵引与掌滑行。一周治疗3次	与控制组相比，治疗组在主动活动范围和关节僵硬方面都有更明显的改善
针对腕掌关节炎采用短幅冲刺动作和非短幅冲刺动作松动术：A级			
薇拉法尼（Villafañe et al., 2013）（1b级）	60名患腕掌关节炎患者，其中90%的患者为女性	患者被随机指定接受方式多样（包括关节松动术、神经松动术和运动训练）的徒手治疗方法或控制性干预措施，4周内接受12次治疗。关节松动术的方式为牵引加前向后侧滑行	对于缓解腕掌关节炎患者的疼痛而言，相比控制性干预措施，关节松动术、神经松动术与运动训练等方法更加有益

下肢的松动术与操作治疗术

第4部分介绍了针对下肢（髋、膝、足踝和足）的短幅冲刺动作与非短幅冲刺动作。第10章讲的是髋关节这个位于股骨和髋臼之间的多平面关节。本章所描述的技法针对髋部在所有平面中的运动：屈曲、伸展、外展、内收，以及内旋和外旋。膝关节这个复合体将会在第11章中予以呈现。针对膝关节的技法是按照不同的关节连接而划分的，其中包括胫股关节、髌股关节和近端胫腓关节。该章描述的治疗技术是为了改善膝关节屈伸活动能力。第12章讲述了包括远端胫腓关节和距小腿关节在内的踝关节复合体。本部分的最后一章是讲述足的第13章。由于组成足的关节较多，因此该章展示了多种治疗技术。

针对相应技术的专门指导都附带详细的图解照片，以帮助治疗师准确地掌握治疗技术。所描述的治疗技术包括多种姿势。为了那些难以实现某一姿势的患者，部分姿势有所调整。目前支持采用这些治疗技术的证据被纳入每章末尾的表格中。

第 10 章

髋关节

学习目标

完成本章的学习后，你将能够做到以下几点。

◆ 描述髋关节的关节运动学。

◆ 描述髋关节松动术中的姿势、动作与目标。

◆ 明确支持针对髋关节开展松动术的研究证据。

髋关节是一个能承重的滑膜球窝关节，它可以通过其关节面承载非常大的力量。与肩部类似，髋部的开链运动涉及凸状的股骨在相对固定的凹状的髋臼上的移动。不过，在承重时，这两者所扮演的角色将倒置：凸状的股骨充当了相对固定的面，而髋臼却成了移动面。这类运动在许多日常动作和体育运动中都颇为常见，如旋转或扭动动作（例如，挥高尔夫杆、挥球拍、走路时转弯、保持坐姿时俯身系鞋带）。了解髋关节在承重和非承重时的解剖结构与运动学原理，对于合理治疗那些有髋关节相关功能障碍的患者有着至关重要的意义。

解剖结构

髋关节又称股骨髋臼关节，它是一个球窝滑膜关节，与肩关节类似。肩关节与髋关节之间，在解剖结构和关节运动学方面还存在其他的相似性。与肩部不同的是，髋部主要用来承重，在骨数量和关节连接方面也不那么复杂。髋关节本质上是一个稳定的关节，却也有一定限度的活动度。髋关节还用来承受身体其他部分传导过来的巨大力量。髋关节周围的骨是骨盆（髂骨、坐骨、耻骨）和近侧股骨。尽管其构造相对比较简单，但髋关节充当了下肢的主要稳定结构。

髋关节由股骨头和髋臼组成，也叫作股骨髋臼关节（图10.1）。该关节是一个活动型杵臼关节，以滑膜球窝关节为人所知。该关节的连接处位于非球面的（凸状的）股骨和凹状的髋臼之间。该连接处主要位于髋臼半月形的月状面上。

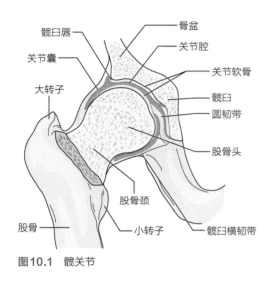

图10.1 髋关节

该关节面上覆盖有关节软骨，并有滑液润滑以减少摩擦。没有关节连接的那一面叫髋臼窝。该关节的静态稳定是通过髋臼的深度得以实现的，旋转能力则是由关节囊、纤维状髋臼唇以及股髋臼韧带实现的。与肩部仅具备有限联合度不同的是，髋臼通常会包裹一半以上的股骨头，从而为髋部提供了相当可观的稳定性。髋关节的动态稳定性主要是由臀肌和其他作用于该关节的肌肉提供的。

髋部，尤其是髋关节相关肌肉周围的软组织结构，属于体内最大的软组织之一。三条主要的关节外韧带是髋关节囊的加厚组织（图10.2）。各种髋部运动令不同的韧带紧张，而在髋部伸展时，这三条韧带都将处于紧张状态。

臀肌在髋关节的肌肉组织当中，体积最大也最重要（图10.3）。臀大肌主要负责髋部的伸展、外展和外旋，在闭链位置降低髋部屈曲、内收和内旋的速度。臀中肌的主要作用是在开链位置负责髋部的外展，在闭链位置负责降低对侧骨盆的下降速度。髋关节前部的主要肌肉是髂肌和腰肌（或通常叫作髂腰肌）（图10.4）。共同作用时，这些肌肉主要用于髋屈曲。

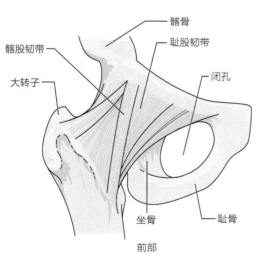

图10.2 髋部周围的主要韧带

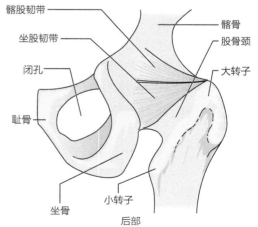

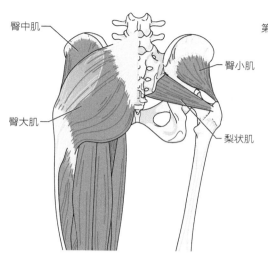

图10.3 臀部肌群

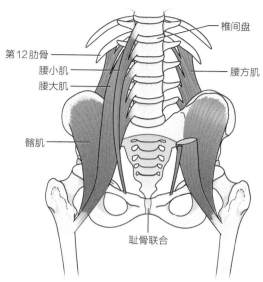

图10.4 髂腰肌与腰方肌

关节运动学

髋关节处的运动发生在三个平面中，发生在凸状的股骨和凹状的髋臼之间。这三个平面中的运动轴都在股骨头的中间，这表明这些运动几乎都是纯粹的旋转运动。从关节运动学来讲，髋部运动主要是股骨在髋臼当中的旋转，并伴有些许滑动（图10.5）。髋关节的解剖结构和联合度，限制了关节面之间的明显移动。

开链运动学

髋部的屈曲与伸展通过一根内/外轴发生在矢状面中。与肩部类似，无论是屈曲还是伸展，都主要是关节（股骨）沿着关节面（在这里是髋臼）旋转。不过，髋部屈曲的生理运动则伴有股骨在髋臼上向后下方的小幅度附属运动。反之，髋部伸展的生理运动则伴有股骨在髋臼上向前上方的小幅度附属运动。然而，这些生理运动所需的附属运动，仍然是股骨在髋臼之上的旋转。

髋关节的旋转运动通过上下方向的旋转轴发生在水平面上。髋关节的外旋伴随着股骨的向前滑行。随着股骨的外旋，凸状的股骨会向后滚动变为向前滑动。当髋部屈曲至90度时，股骨会随着外旋而向上滑动。在非承重姿势中，内旋伴随着股骨的后滑。凸状的股骨会在凹状的髋臼上向前滚动并向后滑动。

髋部的外展和内收围绕着前后轴发生在冠状面中。外展和内收动作围绕股骨头的中心点进行。凸状的股骨在外展时向上滚动，同时会发生向下滑行运动。由于股骨的几何结构，一旦髋部屈曲至近90度，关节运动学就会发生变化。如果髋部屈曲至90度，股骨就会随着外展而向前滑动。在髋部内收时，股骨会向下滚动，同时向上滑动。当髋部屈曲至90度时，股骨会向后滑动以实现内收。

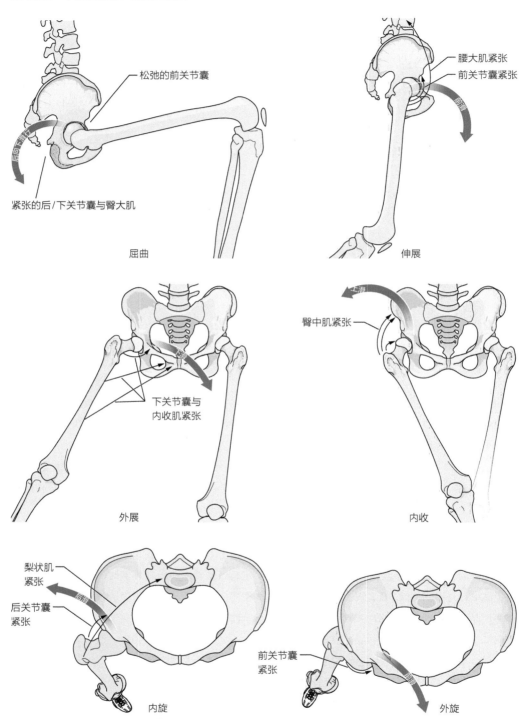

图10.5　髋关节的开链运动学（股骨在骨盆的髋臼之上）。矢状面：屈曲与伸展；冠状面：外展与内收；水平面：内旋与外旋

闭链运动学

闭链运动学描述的是骨盆（经由髋臼）在相对固定的股骨上的移动。这一运动要求股骨相对固定，以处在承重位置。与开链运动学中的情况一样，这些运动也发生在三个平面中。

◆ 屈曲。站立时向前俯身，好像要去触碰足趾，骨盆是在固定的股骨上向前旋转的（凹状部分在凸状部分上移动）。腰椎也与这一运动有关，腰椎会随之屈曲。

◆ 伸展。双足着地时，要想实现相对应的髋部伸展，骨盆就要在固定的股骨上向后旋转。腰椎也与这一运动有关，腰椎会随之伸展。

◆ 内旋。站立时，内旋是通过髋臼围绕着股骨，朝旋转方向一侧（图10.6）旋转而实现的。右下肢内旋时，骨盆将朝右旋转。举个例子：对于一个右手持杆，从准备姿势转换至向后挥杆动作的高尔夫球手来说，在向后挥杆动作完成时，其右髋部将会发生内旋。

◆ 外旋。足不动时，外旋是通过髋臼围绕着股骨，朝与旋转方向相反的一侧（图10.6）旋转而实现的。左下肢外旋时，骨盆将朝右旋转。举个例子：对于一个右手持杆，从准备姿势转换至向后挥杆动作的高尔夫球手来说，在向后挥杆动作完成时，其左髋部将会发生外旋。

◆ 外展。在承重状态下，凹状的髋臼将滑向对面的骨盆，另一侧的骨盆会抬高。

◆ 内收。在承重状态下，凹状的髋臼会向下滑向同侧的股骨，另一侧的骨盆会下降（图10.7）。

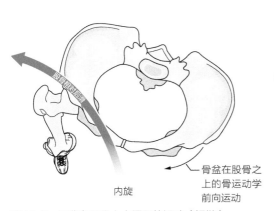
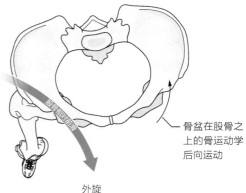

内旋　　骨盆在股骨之上的骨运动学前向运动

外旋　　骨盆在股骨之上的骨运动学后向运动

图10.6 骨盆在股骨上水平面的运动（闭链）

临床小贴士

在对髋关节展开评估或治疗时，颇为重要的是，临床师要了解该关节的运动学原理，并且明白相关症状主要出现在承重姿势还是非承重姿势中。本章所描述的技术主要都是针对非承重姿势的，但读者可以在本书的自主松动术部分找寻在承重姿势下所采取技术的相关原理。

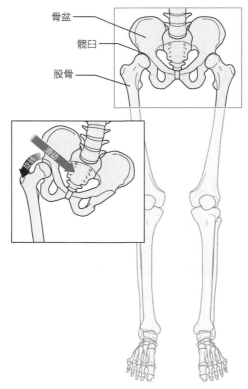

骨盆

髋臼

股骨

图10.7 骨盆在股骨上冠状面的内收运动（闭链）

髋关节的关节学

关节面	紧张位	休息位	关节囊模式	标准活动范围	末端感觉
股髋臼关节					
开链 活动面是股骨（凸面）；固定面是髋臼（凹面） **闭链** 活动面是髋臼（凹面），它在静止的股骨（凸面）上移动	**韧带** 屈曲伸展、外展、内旋 **骨** 90度屈曲、轻微外展、轻微外旋	30度屈曲 30度外展 轻微外旋	屈曲、外展、内旋	屈曲：140度（同时屈膝） 伸展：20度 内旋：45度 外旋：45度 外展：40度 内收：25度	所有方向上都有坚实感

间接（纵向）牵引

▶ 视频10.1展示了该技术。

患者姿势： 仰卧，保持腿放松。

临床师姿势： 面朝患者待治疗的一侧髋部站立。

稳定机制： 患者置于治疗床上的身体作为稳定支撑。

松动术： 临床师将患者要治疗的髋部置于休息位。（a）通过双手从尾侧向施加牵引力量，同时身体后倾。临床师用双手在靠近膝关节处握住患者的一侧大腿，将这侧小腿置于自己的手臂和躯干之间以获得更好的支撑。（b）临床师可以抓握患者的内外踝来增加力臂以及牵引力。（c）另外，使用绕成8字形的松动术专用带会增加临床师的支撑能力。

技术目标： 帮助减少关节在多个平面上的活动受限，并帮助缓解关节承重时的疼痛。

注意： 该技术亦可当作一个短幅冲刺动作使用。临床师握住患者的内外两侧足踝，可以用两种方法稳定住患者的身体：要么（d）用松动术专用带将患者身体稳定在治疗床上，要么让另一位临床师隔着床单触诊患者腹侧股沟附近并徒手加压固定。姿势与上面描述的相同。临床师移动患者肢体并接近关节松弛位的最大限度，开展高速度低振幅的短幅冲刺动作操作术。

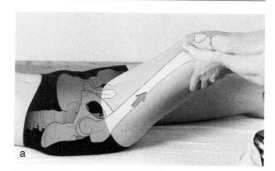

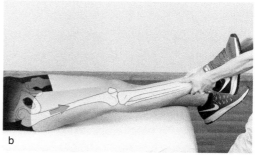

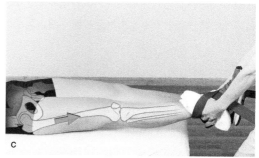

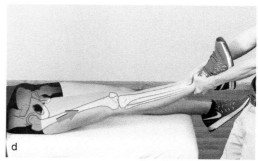

以膝关节为支点的间接（纵向）牵引

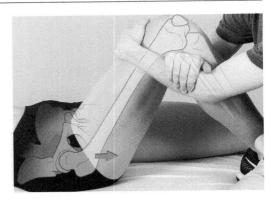

患者姿势： 仰卧，待治疗的一侧髋部屈曲至50度，同侧足底平置于治疗床上。

临床师姿势： 面朝患者，坐在其待治疗的一侧小腿的足背上。

稳定机制： 通过患者的体重和临床师置于患者足上的体重来进行稳定。患者可以握住治疗床（侧面而非顶端）以获得额外的稳定性。另外，与治疗床相接触的皮肤也能起到一定的稳定作用。

松动术： 临床师将离患者身体中线最近的那只前臂（旋前到最大限度）从患者的膝关节下方绕过去，并握住自己的另一只前臂。另一侧手置于患者远端股骨的前/内面上。临床师的双臂都应在水平方向上内收至最大限度（双肘相互拉近），以限制双臂（相互）拉开。然后，临床师通过将自己的身体后倾，对患者的髋部施加牵引力量。

技术目标： 帮助减少关节在多个平面上的活动受限，并帮助缓解关节承重时的疼痛。该松动术对改善髋部的整体活动性也是有效的。

注意： 髋部外展和屈曲的程度可以有所不同。患者的皮肤与治疗床接触，可以防止患者从治疗床上滑落下来。患者的一侧小腿应放松并伸直。

外侧牵引

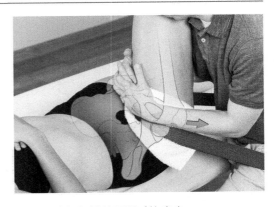

患者姿势： 仰卧，一侧小腿置于临床师肩上。

临床师姿势： 面朝患者髋部站在其待治疗的一侧腿旁。

稳定机制： 患者的体重起到了稳定作用。可以绕患者的骨盆和治疗床系上松动术专用带以获得额外的稳定性。

松动术： 临床师将双手置于患者近端大腿的前/内面上，用自己的体重带动患者的股骨，朝下/外方向移动（垂直于髋臼面）。

技术目标： 帮助减少关节在多个平面上的活动受限，并帮助缓解关节承重时的疼痛；改善髋部的整体活动性，并向外牵拉髋关节囊的所有纤维组织。

注意： 如果临床师的双手能置于离患者的髋关节最近的地方，则该松动术可能会取得最好的效果。临床师的肩部应尽可能靠近患者的大腿和膝关节后方，也可以在患者的近端大腿和臀部周围系上松动术专用带以辅助完成该技术。

向下滑行

▶ 视频10.2展示了该技术。

患者姿势： 仰卧，待治疗的一侧髋部屈曲90度。

临床师姿势： 站在要治疗的那一侧髋部的下方（后方）。通过松动术专用带将患者的近端大腿和临床师髋部连接在一起。

稳定机制： 患者的体重加上临床师置于患者远端大腿后侧的手共同起到稳定作用。

松动术： 临床师经由松动术专用带，采用转移体重（重心）的方法向下松动患者的髋部。

技术目标： 治疗髋部屈曲时遇到的各种附属活动受限症状；缓解髋部前面的夹痛；着重牵拉下方的关节囊。

注意： 如果患者能耐受得了膝关节的完全屈曲外加一点过度的压力，那么，临床师就可以用双手握住松动术专用带，将肩部（三角胸肌间沟）置于患者的膝关节前面，在施展该技术时采用"勺舀动作"。临床师将自己的臀部（与松动术专用带一道）朝患者的足和天花板移动，同时向前朝患者双肩方向移动，以利于随着髋部的屈曲，令患者的近端股骨向下/向前滑行。

俯卧向前滑行

患者姿势： 俯卧，待治疗的一侧腿置于治疗床边缘外。

临床师姿势： 面朝患者，站在其待治疗的髋部旁边。

稳定机制： 临床师起稳定作用的那侧手托住患者近膝关节一侧的大腿。患者的体重也起到稳定作用。

松动术： 临床师开展松动术的手横置于患者近端大腿的后面，向前对股骨进行松动。

技术目标： 治疗髋部在接近自然位或伸展位时，其伸展、外旋和外展的各种附属活动受限症状。该技术很可能会将力量传导到前关节囊和腰肌上。

注意： 和所有相关的髋部松动术一样，要尽量将置于股骨上的开展松动术的手放得离髋关节近一些。可以以一个接近髋关节伸展极限的姿势来开展这一松动术，以实现一种强度更大的技术。

临床小贴士

临床师应当要能辨别出髋关节的各种韧带紧张位（完全伸展、外展、内旋）。

变式俯卧向前滑行

患者姿势： 俯卧，髂前上棘以上的上半部分身体置于治疗床上以获得支撑。待治疗的一侧腿置于临床师双膝上的大腿之间，另一侧小腿置于地面以获得支撑。

临床师姿势： 站在患者身后，将要治疗的那侧腿置于自己的远端大腿之间。

稳定机制： 患者置于临床师大腿之间的那侧腿及其与治疗床接触的身体起稳定作用。

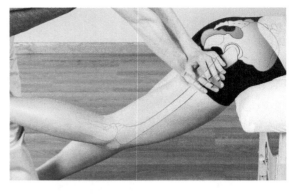

松动术： 临床师将双手的指蹼间隙（或手掌）置于患者近端大腿的后面（尽量靠近髋关节），使用体重通过伸展的肘关节施力，向前松动。

技术目标： 治疗髋部在接近中立位置屈曲时，伸展、外旋和外展的各种附属活动受限症状。所施加的力可能会传导到前关节囊和腰肌上。

注意： 该技术的强度相对较小，因为髋部是在更接近其休息位的位置上屈曲的。

俯卧屈曲、外展、外旋向前滑行

 视频10.3展示了该技术。

患者姿势： 俯卧，待治疗的那侧髋部摆到屈（屈曲）、展（外展）和外旋位置，膝关节离开治疗床边缘并屈曲着。患者的骨盆应与治疗床平行。

临床师姿势： 站在患者身边，用大腿抵住其膝关节。

稳定机制： 患者的体重起到了稳定作用，围绕患者骨盆和治疗床的松动术专用带也增加了稳定性。

松动术： 临床师将双手的指蹼间隙（或将双手如图所示）置于患者近端大腿的后面，使用体重通过伸展的肘关节施力，向前或以前/内方向松动。

技术目标： 治疗髋关节伸展、外旋和外展，尤其是屈曲、外展、外旋测试位相关姿势的各种附属活动受限症状。所施加的力可能会传导到前关节囊和腰肌上。

注意： 仰卧屈曲、外展、外旋（髋关节）活动非常受限的患者应尽可能靠近治疗床的边缘进行松动术，以确保骨盆平行于治疗床，并降低正在接受松动术的股骨所承受的压力。

休息位向后滑行

患者姿势： 仰卧，待治疗的一侧身体靠近治疗床边缘。

临床师姿势： 站在患者身旁，用躯干和起稳定作用的那侧手环抱住其待治疗的一侧小腿。

稳定机制： 患者置于治疗床上的身体起稳定作用。

松动术： 临床师将开展松动术的手置于患者近端大腿的前面，前臂旋前，向后向外松动股骨。临床师应始终完全伸直开展松动术的手臂的肘关节，以通过手臂传导体重带来的力量。

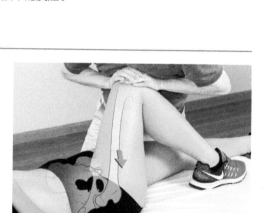

技术目标： 治疗髋部在屈曲30度（或接近休息位）时，屈曲、内旋和内收的各种附属活动受限症状。对那些症状表现为疼痛主导型（相对于僵硬主导型）的患者而言，该技术也可以有效地充当一种疼痛控制技术。

注意： 可以采取不同角度的髋部屈曲。重要的是，在开展该技术时，不要转过身去背面朝患者，以便能观察患者对当前（或任何其他）技术的反应。

屈膝仰卧向后滑行

▶ 视频10.4展示了该技术。

患者姿势： 仰卧，待治疗的一侧髋部屈曲约50度；同侧足底放平，置于治疗床上。

临床师姿势： 站在患者待治疗那一侧髋部的对面。临床师将要治疗的髋部放置到一个舒适的屈曲、内收和内旋姿势。

稳定机制： 患者置于治疗床上的身体起稳定作用。

松动术： 临床师将双手置于要治疗的那侧腿的膝关节上，向后向外通过股骨的长轴进行松动。

技术目标： 治疗髋部屈曲至90度时，屈曲、内旋和内收的各种附属活动受限症状。对那些主诉有类似股骨髋臼撞击综合征和做下蹲等姿势时出现不适症状的患者而言，该技术也是有效的。

注意： 可以通过以下做法增加该技术的强度：握住患者的骨盆后侧，握住治疗床边缘，或是对髋部增加更多的屈曲、内收和/或内旋（力量）。

临床小贴士

所要求施加的力量越大，临床师就越需要握住患者的骨盆或治疗床。

直接外滑行

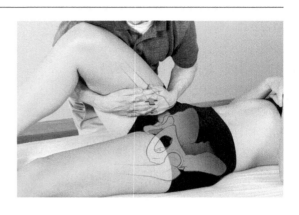

患者姿势： 仰卧，待治疗的一侧髋部屈曲约60度，同侧足底放平，置于治疗床上。

临床师姿势： 面朝患者站在其待治疗的一侧腿旁。

稳定机制： 患者的体重起到了稳定作用。临床师也可以用三角胸肌间沟抵着患者的膝关节外侧，以充当抵消（缓冲）力量。

松动术： 临床师将双手置于患者近端大腿的内侧，并（使用体重）将股骨向外侧滑离髋臼方向进行松动。

技术目标： 帮助（髋关节）内收，并帮助减少髋关节在多个平面中的活动受限；缓解髋部承重时感受到的疼痛（承重感）；令髋关节任意一侧的关节囊产生直接的向外牵拉。

注意： 如果临床师的双手放得尽量靠近患者的髋关节，则该技术可能会收到最好的效果。同时也建议，在患者的近端大腿和临床师的臀部绕上松动术专用带（与外滑行协同内旋运动的松动术类似）。

外滑行协同内旋运动

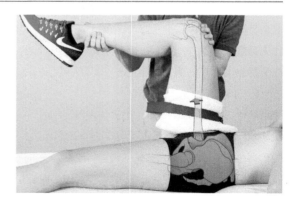

患者姿势： 仰卧，待治疗的一侧髋部屈曲至90度。

临床师姿势： 站在要治疗的那一侧髋关节旁。将松动术专用带包绕到患者的近端大腿和临床师身上。用一侧手以所要求的任意的内旋角度握住患者的足踝，另一侧手在膝关节外侧施加一股向内的抵消（缓冲）力。

稳定机制： 患者的体重外加临床师置于其膝关节外侧的手充当稳定力量。

松动术： 临床师通过松动术专用带，使用体重（重心）的转换向外松动患者的髋部，同时髋部或被动或主动地内旋（视技术目标而定）。

技术目标： 该技术用于治疗髋部的各种内旋与内收受限，以及整体的髋部活动受限。它也可能会对髋关节任意一侧的关节囊造成向外的牵拉。

注意： 临床师的双足应始终保持与患者的小腿平行。要监测（自身）躯干的代偿动作，并根据患者的耐受度进行控制。

间接技术：后外滑行

患者姿势： 俯卧，待治疗的一侧腿的膝关节屈曲至90度。

临床师姿势： 站在待治疗的一侧髋关节旁，用一侧手握住该侧腿的足踝，随后移动至所需要的髋内旋角度。

稳定机制： 患者置于治疗床上的身体作为稳定支撑。

松动术： 临床师的开展松动术的手置于位于患者骶骨一侧所在的髂骨背面，并向前向内松动骨盆，实质是向后向外松动股骨。

技术目标： 该技术可以间接治疗各种髋部内旋受限。当患者耐受不了对髋关节直接施力或间接施力时，可能就需要（但并非普遍需要）采用一种类似该技术的间接技术。

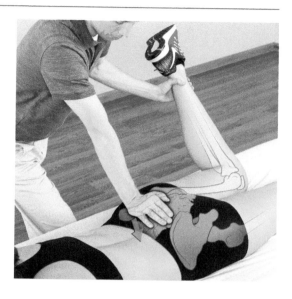

注意： 临床师应始终保持肘关节完全伸直，并充分利用其体重来开展该技术。对于同时伴有骶髂关节病症的患者而言，此技术不太适用。

支持针对各种髋关节病症采取徒手治疗的研究证据

相关研究	研究情况/ 患者情况	干预措施/对比	结果
针对骨关节炎采用短幅冲刺动作和非短幅冲刺动作松动术：B级			
博伊默（Beumer et al., 2016）（1a级）	3项研究	各种徒手治疗 ± 运动疗法组与控制组相比 各种徒手治疗 ± 运动疗法组与控制组相比 徒手治疗+运动疗法组同运动疗法相比	徒手治疗 ± 运动疗法组的治疗效果优于控制组 徒手治疗 ± 运动疗法略微优于控制组 徒手治疗的效果优于运动组 从研究中得出的总体建议：虽然研究的特异性较为明显，但没有研究证据或仅有有限的研究证据表明，徒手治疗对髋关节炎具有短期的益处
桑帕斯（Sampath et al., 2015）（1级）	7项研究（886名患者）	多种徒手治疗与运动疗法相结合的组同控制组相比	在缓解疼痛、提高生活质量以及治疗后和跟踪调查的生理功能改善方面，有质量较低的研究证据支持徒手治疗与运动疗法
罗密欧（Romeo et al., 2013）（1a级）	10项研究	各种运动疗法方法与运动相结合的组同控制组对比	有中等质量的研究证据表明，采用徒手治疗与运动疗法会改善（关节）功能，但有限的研究证据表明，徒手治疗加运动能够缓解疼痛和提高生活质量
贝内尔（Bennell et al., 2014）（1b级）	102名社区人员（49名在治疗组，53名在控制组）	干预组采用教育、建议、徒手治疗、家庭训练计划及根据需要做出的步态辅助——10次理疗 控制组采用无效的超声波与药膏——10次理疗	在研究开始13周后，在患者自诉的疼痛（视觉模拟参数）或关节功能（骨关节炎指数）方面，两组之间没有差别 干预组中患者的单腿平衡性更佳
平托（Pinto et al., 2011）（1b级）	206名被诊断为骨关节炎的患者	徒手治疗、运动疗法以及护理控制组	徒手治疗组和运动疗法组同护理控制组对比要加有效
豪伊克斯马（Hoeksma et al., 2004）（1b级）	109名被诊断为髋关节炎的患者（56名接受徒手治疗，53名接受运动疗法）	徒手治疗（牵拉髋部、髋关节牵引以及牵引后的短幅冲刺动作）着重扩大活动范围和增加力量，同时提升步行的耐力	5周后，徒手治疗的成功率为81%，运动疗法的成功率为50%。对那些关节功能和活动范围高度受限，或是疼痛异常的患者而言，徒手治疗并不比运动疗法更有效 停止干预5周后，功能方面的改善程度会下降 对徒手治疗组的患者来说，一些改善效果会持续29周之久
针对股骨髋臼撞击综合征采用短幅冲刺动作与非短幅冲刺动作松动术：C级			
莱特（Wright et al., 2016）（2b级）	15名被诊断为股骨髋臼撞击综合征的患者	徒手治疗配合家庭治疗计划与运动疗法同家庭治疗计划与运动疗法相对比	两组都明显缓解了疼痛。在改变疼痛程度或生理功能方面，两组之间的区别不明显
雷曼与马西森（Reiman & Matheson, 2013）（5级）	不适用	不适用	对于诊断为股骨髋臼撞击综合征的患者，根据其髋关节活动受限的临床表现有相应的临床评论与技术建议文章（Diamond et al., 2015）
针对髋部不稳采用短幅冲刺动作与非短幅冲刺动作松动术：F级			
恩斯基（Enseki et al., 2014）（5级）	不适用	不适用	临床实践指导建议"除缓解疼痛之外的关节松动术，对被归类为关节活动度过高的人而言都是禁忌证。"

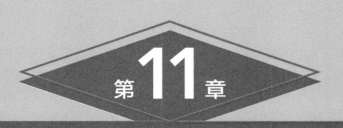

第11章

膝关节

学习目标

完成本章的学习后，你将能够做到以下几点。

◆ 描述膝关节复合体的骨与软组织解剖结构。

◆ 描述膝关节的关节运动学。

◆ 描述膝关节松动术的姿势、动作与目标。

◆ 明确支持针对膝关节开展关节松动术的研究证据。

尽管膝关节似乎是一个相当简单的关节，但它却要比你之前想象的要复杂得多。它是由两个不同关节组成的复合体：胫股关节和髌股关节。由于膝关节是体内最长的两根骨的会合处，所以它承受的压力大得难以想象，这是体内其他各个部位都没有的情况。与其上肢的"兄弟关节"即肘关节所不同的是，膝关节很多时候都必须以闭链运动的方式去发挥其功能。因而，承重力便由远及近地产生并传导，通过足传到膝关节，并最终传到髋部和下背部。在跑动、急停、跳跃的过程中置于膝关节上的力极其大。在日常生活以及职业性和娱乐性运动动作中，膝关节都必须达到一种精准的稳定性与活动性的平衡，以发挥其功能。

胫股关节和髌股关节都有可能受伤。胫股关节损伤包括韧带、关节软骨和半月板受损。这些损伤会引起膝关节疼痛、肿胀，以及感觉

上或事实上的关节不稳。髌股关节损伤则包括过度使用性损伤和创伤性损伤，其中包括股四头肌与髌骨韧带的撕裂，以及髌骨骨折。任何此类形式的损伤，都会导致膝关节正常的日常功能受到影响，且这也是令人感到无奈的地方，要知道正常行走和活动都要依靠功能齐全的膝关节。

解剖结构

膝关节由两个相差悬殊的关节组成：较大的胫股关节与较小的髌股关节。胫股关节是全身最大的关节（图11.1），它让大幅度的屈曲、伸展和小幅度的旋转得以发生。

髌股关节由全身最大的籽骨——髌骨和远端股骨滑车组成。这两个关节都有着各自的特点，为了合理治疗膝关节活动受限的患者，需要充分了解每一个关节的解剖结构和运动学。

胫股关节

胫股关节包括胫骨近端和股骨的远端滑车面。插在这两根骨之间的是半月板。整个胫股关节的对齐程度取决于髋部的位置。在健康的人群中，从髋关节近端向内侧和远端延伸就是膝关节。这一倾斜角度约为125度。尽管这一运动轴穿过股骨中间，但运动结果并不会改变股骨髁的位置，这是因为内侧髁比外侧髁延伸得更长。如此一来，股骨髁便能够水平地置于近端胫骨上。大部分人的胫股关节都会略微外翻5~10度，术语叫"膝外翻"（或"X型腿"）。如果这个角度超过10度，就是病理性的了。胫股角在冠状面向内侧形成角度时，人们便称之为膝内翻（或"O型腿"）。如果这一角度大于5度，就显得过大或具有病理性。潜在的有害压力可能会置于膝外翻者的外侧胫股关节上，以及膝内翻者的内侧胫股关节上。

髌股关节

髌股关节是一个位于膝关节前面的非联合关节，它由股骨前端与后髌面组成。由于股骨的滑车面相当浅（图11.2），髌骨就不会较深地进入髌骨沟。外侧滑车比内侧滑车伸得更加靠前，意味着它可能有助于限制作用于髌骨之上的外向移动力量。髌骨的动态稳定性主要由股四头肌和髂胫带提供，静态稳定性则由髌骨支持带、膝关节囊以及内外髌股韧带提供。

肌肉

围绕着膝关节的肌肉对协助下肢的动态控制而言至关重要。这些肌肉分为股四头肌和腘绳肌两个肌群。

股四头肌

膝关节部位的伸肌包括一组叫作股四头肌的肌群。该肌群包括股直肌、股外侧肌、股内

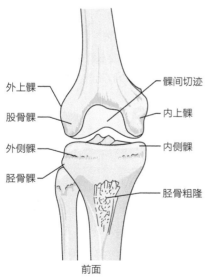

前面

图11.1　胫股关节及相应的骨解剖结构

外上髁
股骨髁
外侧髁
胫骨髁
髁间切迹
内上髁
内侧髁
胫骨粗隆

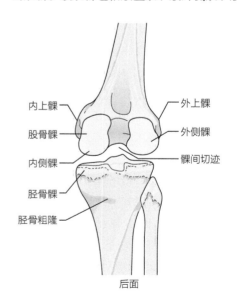

后面

内上髁
股骨髁
内侧髁
胫骨髁
胫骨粗隆
外上髁
外侧髁
髁间切迹

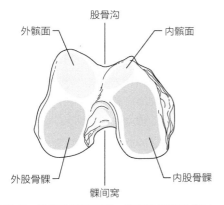

图11.2中的标注：
股骨沟
外髁面
内髁面
外股骨髁
髁间窝
内股骨髁

图11.2 股骨滑车与髁面。该图清楚地显示出，外髁面比内髁面伸得更靠前

侧肌和股中间肌。股直肌起自髂前下棘，其他三块股四头肌则起自股骨。股直肌朝远端延伸，与其余的股肌汇合，然后一起附着在股四头肌腱上，股四头肌腱则附着于远侧髌骨。该肌腱的一部分继续朝远端延伸，成为髌骨肌腱，最终则成为在远端附着于胫骨粗隆的髌骨韧带。股外侧肌是最外侧的股四头肌。它是一块体积较大且厚实的肌肉，起自转子间线、大转子、臀肌粗隆、外侧粗线，以及外侧肌间隔。和其余的股四头肌一样，它也是朝远端延伸，并汇入髌骨肌腱外部的。股内侧肌覆盖了膝关节的内部，起自内侧肌间隔、转子间线和螺旋线。这块肌肉也和股直肌及股外侧肌汇合，共同附着于股四头肌腱。股中间肌是一块位于股直肌下方的深层股肌。它起自股骨体上三分之二处的外面，外侧肌间隔的远端，以及粗线的外侧唇。它在深处与其他股肌结合后，再附着于股四头肌腱。

由于（除股直肌以外的）股四头肌全部起自股骨，所以可以做出伸展膝关节的动作；不过，股直肌却跨过了髋部和膝关节，所以是双关节肌肉，可以做出伸展膝关节和屈曲髋部的动作。

腘绳肌

由于胫股关节的主要运动是矢状面中的屈伸，所以该处的肌肉组织便可简单地分为屈膝肌和伸膝肌。屈膝肌包含腘绳肌、股薄肌和缝匠肌，伸膝肌则包括股四头肌。

最大的腘绳肌是股二头肌，它位于大腿的后外部。这块肌肉有两个头，一个短头一个长头。短头起自粗线的外侧唇和外侧肌间隔，长头则起自坐骨结节。这两个头在向下延伸的过程中，在大腿中间后部合二为一。之后，它们继续前延伸，附着于腓骨、小腿筋膜、外侧副韧带，以及外侧膝关节囊。

内侧的腘绳肌包括半膜肌和半腱肌，它们起自坐骨结节。半腱肌与肌肉成分更多的半膜肌相比，具有更多类似肌腱的部分。这两块肌肉的远端都附着于小腿筋膜和内侧胫骨近端。

由于所有的（膝）屈肌都是双关节肌肉，所以它们都能够屈曲膝关节和伸展髋部。在开链运动中，腘绳肌会屈膝伸髋。然而，在闭链运动中，腘绳肌则会限制骨盆和躯干向前运动。当内侧或外侧的腘绳肌各自收缩时，它们可以在胫骨处产生旋转运动。内侧腘绳肌的独自收缩加上屈膝，可令胫骨内旋，而外侧的股二头肌的单独收缩，则可令胫骨外旋。

附带的解剖结构

对附带的解剖结构加以探讨，是为了要囊括膝关节周围的相关解剖结构。这些解剖结构包括关节囊、髌下脂肪垫、半月板和韧带。这些解剖结构在膝关节解剖结构中有着独特的功能。

关节囊

一个较大的关节囊包裹着整个膝关节，包括胫股关节和髌股关节。这一外部关节囊的外面是纤维状的，其内侧面是由滑膜组织构成的。
这一关节囊的后部远比其前部要收尾得突兀，
其前部在关节线上方向上延伸约一掌之宽的距
离。该关节囊的上部在屈膝运动中会被拉紧，
在伸膝时会松弛下来。因而，其后部便会在屈
膝时松弛，在伸膝时紧张。由于膝关节处的活
动量非常大，所以该关节囊得到了多块肌肉、
多个肌腱和多条韧带的巩固。

髌下脂肪垫

一大块脂肪垫在髌骨肌腱下方向上延伸，
将其与胫骨隔开，从而为髌骨肌腱提供了缓冲
作用，也被认为有助于提供润滑作用。这些组
织被称为霍法（Hoffa's）垫，可能会成为膝前
痛的源头部位。

半月板

由于胫股关节的骨结构是非联合的，止
于其中的半月板便增加了关节联合度。半月
板是纤维软骨盘状物，它可以加强关节的匹配
度，牵引承重力，减少摩擦，还可以充当减震
器（图11.3）。半月板覆盖了一半至三分之二的
胫骨上表面。内侧半月板是C形的，直径更大，
这是因为内侧的胫骨平台比外侧的要大。内侧
半月板牢牢地附着于内侧副韧带和内侧关节囊。
外侧半月板更接近环形，并不附着于外侧副韧
带。外侧半月板覆盖的表面积比内侧半月板的
要大。

韧带

由于膝关节处的骨稳定程度是最小的，所
以这里的韧带就得到了相当多的关注。韧带限
制了膝关节处过度的伸展、内翻和外翻运动，
约束了胫骨过度的前后错位移动，并提供了旋
转时的稳定性。围绕着膝关节的4条主要韧带
是前交叉韧带、后交叉韧带、内侧副韧带和外
侧副韧带。

前交叉韧带和后交叉韧带经过膝关节中线。
这两个韧带位于膝关节内但在膝关节囊外。前
交叉韧带起自内髁间胫骨平台的前外面，向外
后方延伸，直至股骨外侧髁的后内面。前交叉
韧带有两束：前内束与后外束。前交叉韧带限
制胫骨在股骨上的前移。前交叉韧带还会在胫
股关节过度伸展至最大限度时，在胫骨在股骨
上旋转的过程中，以及股骨在胫骨上做旋转运
动时，变得紧张。

◆ 后交叉韧带。后交叉韧带起自股骨内
侧髁，向后下方延伸并嵌入胫骨棘后侧。后交
叉韧带是用来限制胫骨在股骨上的后移或股骨
在胫骨上的前移的。后交叉韧带在膝关节屈曲
至最大限度时会收紧。后交叉韧带比前交叉韧
带更短、更有力，其交叉部分的面积约为前交
叉韧带的120%~150%。后交叉韧带既有后内束
又有前外束。相应各束会在屈膝和伸膝时收紧
或放松。

临床小贴士

膝关节内表面中的软组织滑膜皱襞，会随着膝关节的反复屈伸而变厚并纤维化，从而会令膝关节产
生病症。这种症状被称为滑膜皱襞综合征，会让膝关节僵硬，活动范围也会因此受限。

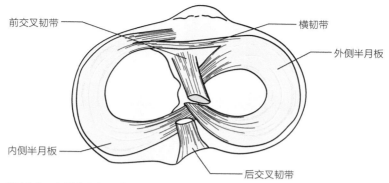

图11.3 内侧半月板和外侧半月板可以增加关节联合度，分散压力，减少摩擦，以及吸收震动

◆ 内侧副韧带。内侧副韧带是一条平面宽的韧带，起自股骨内上髁，向下在远处止于内侧胫骨近端。内侧副韧带既有表层部分又有深层部分，可为内侧膝关节提供静态支撑。表层部分所附着的部位如上所述，深层部分则继续和内关节囊一道向下延伸，附着于内侧半月板。这两个部分都会限制施加在胫股关节上的外翻应力。

◆ 外侧副韧带。从性质上来讲，外侧副韧带呈管状，它从腓骨头垂直向上延伸到股骨外上髁。外侧副韧带不附着于外侧半月板。外侧副韧带会约束施加在胫股关节上的内翻应力。

关节运动学

膝关节处的这两个关节有着不同的运动类型，尽管这些运动类型是相互独立的，但是一个关节的运动有助于促进或妨碍另一个关节的充分运动。这里所描述的关节运动学，针对的对象是关节的骨表面、其中的关节软骨，以及周围的软组织。

胫股关节

胫股关节的运动通过两个运动平面得以发生。膝关节的屈伸围绕着一根内外方向的旋转轴发生，内外旋则围绕着上下方向的旋转轴发生。

从关节运动学上来看，胫股关节的附属运动包括胫骨在股骨（开链）或股骨在胫骨（闭链）上的滚动与滑动。膝关节的屈伸涉及该关节的滚动或滑动，具体将视承重状态而定。在承重时（闭链运动），股骨会在相对不动的胫骨上移动（图11.4a）。而在非承重运动中（开链运动），胫骨则会在相对不动的股骨上移动（图11.4b）。

胫股关节处闭链运动的一个典型例子，便是深蹲运动。在深蹲时，随着深蹲者从膝关节完全伸展的姿势转换到膝关节屈曲姿势，股骨

临床小贴士

为了使膝关节恢复完整的屈伸活动范围，完全松动胫股关节就显得极为重要。需要重新获得的最重要的运动，就是胫骨向前滑动，这可令膝关节完全伸展。如果这一运动得不到恢复，患者将以屈膝的步态行走，这会过度使用髌骨肌腱，造成持续性的疼痛和对组织的刺激。

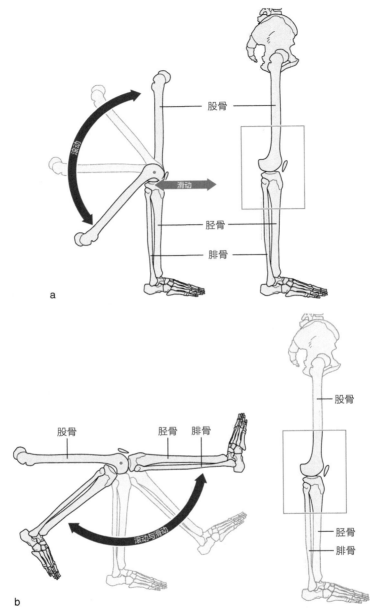

图11.4　膝关节的松动术：a. 股骨在胫骨上时膝关节的屈伸；b. 胫骨在股骨上时膝关节的屈伸

髁会在固定的胫骨上移动。凸状的股骨髁会在凹状的胫骨平台上向后滚动。如果股骨髁只是单纯滚动而没有其他移动，就会带来问题，因为这样一来，股骨髁就会从胫骨的后方滚动。由于有完好无损的前交叉韧带的存在，在股骨髁向后滚动的同时，韧带会起到栓绳作用，帮助产生向后的滑行或滑动。这一滑动几乎以股骨髁在胫骨上纯粹旋转的形式发生。在深蹲中，当深蹲者从膝关节屈曲的姿势切换到膝关节伸展姿势时，股骨会在向前滚动的同时向后滑。之所以会发生这一现象，部分原因是后交叉韧带在股骨髁向前滚时变紧了，从而产生了约束效应。这一滑动基本上是随股骨向前滚动而发生的纯粹的旋转运动。

当膝关节没有完全伸展开时，胫股关节会以内外旋的方式活动。在膝关节的屈伸运动中，胫骨会外旋0~20度，内旋0~15度。在开链运动中，这些运动是以胫骨在股骨之上的形式发生的（图11.5a）。在闭链运动中，这些运动是以股骨在胫骨之上的形式发生的（图11.5b）。这些运动以绕轴旋转的形式，通过膝关节在水平面中，沿着一根上下方向的轴发生。当膝关节在紧张位时，运动程度最小或没有运动，而在膝关节屈曲至90度时，最大可以旋转约45度。这一运动部分以"膝关节旋锁机制"的形式发生。在开链运动中，膝关节伸展的活动范围达到最后几度时，胫骨会有相应的外旋动作（图11.6）。这种膝关节部位的自动上锁之所以会发生，是因为股

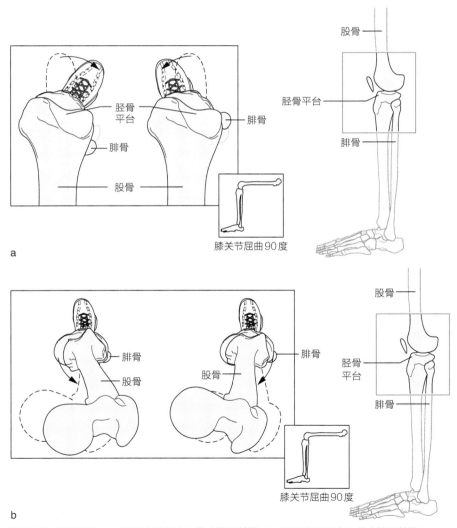

图11.5　两种运动：a. 胫骨在股骨之上的内旋和外旋；b. 股骨在胫骨之上的内旋和外旋

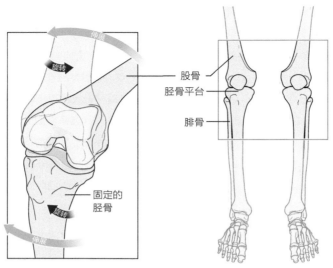

股骨
胫骨平台
腓骨

固定的
胫骨

图11.6　膝关节的"膝关节旋锁机制"

骨髁和胫骨平台的大小不一。由于股骨的内髁比外髁长，所以在膝关节的伸展过程中，胫骨平台内侧会持续滑行至滑过该关节的外侧。这种在外侧已经达到活动范围中的最大值时内侧的持续运动会产生不由自主的外旋运动。这一现象在膝关节伸展至最后的5~10度时最为明显。

在膝关节的前面，沿着一根前后方向的轴会发生轻微的内外翻运动，但人们不将其视为真正的运动。当膝关节完全伸展开时，这一运动的限度很小或没有，而当膝关节处于松弛位时，这一运动的限度最大。

髌股关节

髌股关节是一个变化了的平面关节，它由远端股骨的前髌骨滑车与髌骨的后关节面组成。髌骨的外关节面比内关节面要宽。

髌股关节处的运动有滑动、倾斜和旋转。髌骨的屈伸以髌骨关节面沿股骨滑动，或股骨在髌骨的后关节面上滑动（具体要看当时的运动，即是开链运动还是闭链运动），这一运动发生在矢状面中（图11.7）。在胫骨可自如运动的开链运动（如踢足球）中，髌骨会沿着股骨前端滑动。然而，在闭链运动（如深蹲）中，髌骨实际上是被稳定在胫骨和股骨之间，此时髌骨的运动将以远端股骨的前部沿静止的髌骨滑动的形式发生。

髌骨在冠状面中移动时，也是既向内侧滑行又向外滑行的。髌骨在向外滑行时，其外缘向外侧股骨滑车靠近，而在向内侧滑行时，髌骨内缘向内侧股骨滑车靠近。

髌骨的倾斜围绕着一根纵轴发生在水平面中。倾斜是以髌骨面正在移往的那个方向来描

临床小贴士

在膝关节前部经历创伤性损伤或手术后，髌股关节的活动范围可能会变得极为有限。在膝关节前部因开放性手术而切开后尤其会发生这种情况。对髌股关节开展松动术对改进膝关节的整体活动性而言至关重要。

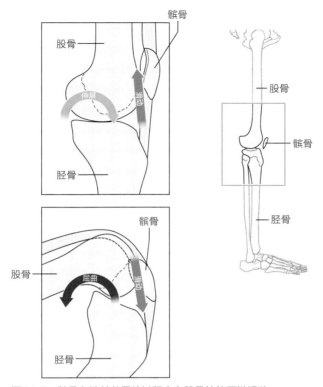

图11.7　髌骨在膝关节屈伸过程中在股骨处的开链运动

述的。髌骨内侧倾斜时，其内后面会靠近内侧股骨滑车。髌骨外侧倾斜时，其外后面向外侧股骨滑车靠近。

　　髌骨的旋转也可以围绕着一根前后方向的轴发生在冠状面。髌骨外旋描述的是其下端向外偏离中线的运动，而当髌骨下端向内偏离中线时，髌骨内旋就发生了。髌骨倾斜也可沿内/外轴发生在矢状面中。髌骨在下（后）倾时，其下端会靠近胫骨结节。髌骨在上（前）倾时，其下端会抬起。

膝关节的关节学

关节面	紧张位	休息位	关节囊模式	标准活动范围	末端感觉
胫股关节					
胫骨：下 股骨：上	完全伸展	膝关节屈曲30度	屈曲比伸展更加受限	0~150度	屈曲：软组织感 伸展：坚实感
髌股关节					
髌骨：后 股骨：前	膝关节完全屈曲	完全伸展至屈曲5度	非真正的关节囊模式	从上往下11毫米	未描述

牵引

患者姿势： 保持坐姿，膝关节伸出治疗床边缘。如表明要采用保守技术，则将胫股关节置于休息位。临床师可以调整（膝关节的）活动范围的位置，以使用强度更高的技术。

临床师姿势： 面朝待治疗一侧膝关节保持坐姿或站在患者足前。双手从内外两边抱住其近端胫骨。

稳定机制： 患者置于治疗床上的大腿和骨盆的重量提供稳定力量。

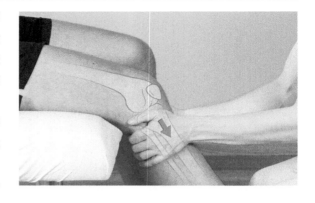

松动术： 临床师的双手同时朝远处牵引患者的胫骨，方向平行于胫骨长轴。

技术目标： 改善胫股关节的整体活动性。

注意： 该技术并不有益于某一特定的膝关节运动，但对（膝关节的）整体活动性而言是一个极好的松动术。

胫骨在股骨上的背侧滑行

患者姿势： 仰卧或坐姿，这取决于是采取保守技术，是强度更高的技术，还是临床师的偏好。

临床师姿势： 面朝待治疗一侧膝关节保持坐姿。

稳定机制： 如患者处于仰卧，则（临床师）可用近侧手托住股骨；如患者是坐在治疗床边缘的，则（临床师）可用近侧手帮助执行松动术。

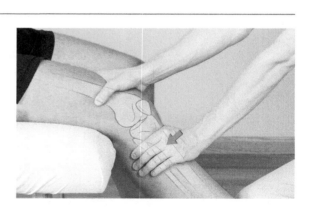

松动术： 临床师的操作手从腹侧握住患者的近端胫骨，向背侧滑动胫骨。

技术目标： 改善膝关节屈曲的活动性。

注意： 这是一个极好的促进膝关节屈曲的松动术。临床师可以选择在该技术的基础之上增加内旋动作。

胫骨在股骨上的腹侧滑行：方法1

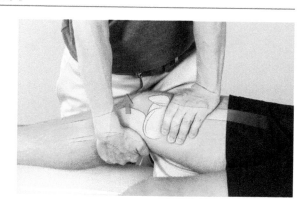

患者姿势：仰卧，如采用保守技术，则将膝关节置于休息位，如采用强度更高的技术，则将膝关节置于接近其末端活动范围的位置。

临床师姿势：站在患者的膝关节旁。

稳定机制：（临床师）的近侧手扶握住股骨，远侧的开展松动术的手托住胫骨。

松动术：临床师远侧的开展松动术的手以腹侧向滑动患者的胫骨。如膝关节的屈曲角度更大，可用双手以腹侧向滑动胫骨。

技术目标：改善膝关节伸展的活动性。

注意：该技术对扩大膝关节伸展的活动范围而言是极佳的。此外，该技术对增加胫骨外旋的程度可能是有益处的。

胫骨在股骨上的腹侧滑行：方法2

▶ 视频11.1展示了该技术。

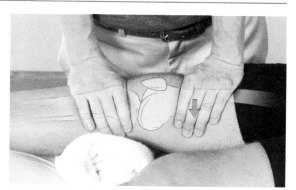

患者姿势：仰卧，膝关节处于几乎完全伸直状态。

临床师姿势：站在患者相关膝关节的一侧。临床师将一侧手或双手置于患者远端股骨的腹侧面顶部。

稳定机制：在近端胫骨下垫一个枕头或一条毛巾。

松动术：临床师以背向松动患者的股骨，以此产生胫骨相对股骨向腹侧的滑行。

技术目标：改善膝关节伸展的活动性。

注意：当不论出于何种理由不能对胫骨施力时，该技术就成了一个绝佳的选择。

胫骨在股骨上的腹侧滑行：方法3

患者姿势： 俯卧，膝关节处于几乎完全伸直状态。在患者足/踝的前面下方垫一条毛巾或一个枕头。

临床师姿势： 站在患者相关膝关节一侧。

稳定机制： 临床师起稳定作用的那侧手始终将患者的远端小腿按在卷起的毛巾上。大腿则由患者的自身体重稳定。

松动术： 临床师的操作手置于患者近端胫骨的背面，向腹侧方向滑动。

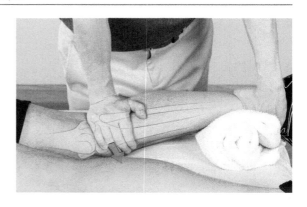

技术目标： 为了改善膝关节伸展的活动性。

注意： 由于得到了治疗床的支撑，这是一个给患者以极大放松感的良好技术。

内滑行

患者姿势： 仰卧或保持坐姿，如采用保守技术，则将膝关节置于休息位；如采用强度更高的技术，则将其置于接近其活动范围的终末端的位置。

临床师姿势： 站在待治疗侧下肢旁，或于治疗床尾端坐在患者的双膝之间。患者的小腿被置于临床师的手臂与躯干之间。

稳定机制： 临床师的近侧手从内侧握住患者的远端股骨。

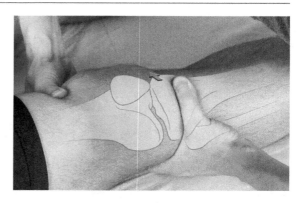

松动术： 临床师远侧的操作手从外侧握住患者的胫骨和腓骨，间接通过腓骨向内滑动近端胫骨。

外滑行

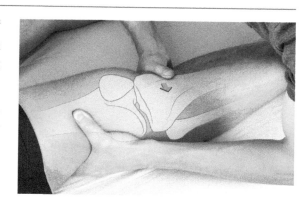

患者姿势： 仰卧或保持坐姿。如采用保守技术，则将膝关节置于休息位；如采用强度更高的技术，则将其置于接近其活动范围的终末端的位置。

临床师姿势： 坐在治疗床边缘，或站在患者的相关下肢旁。患者的小腿置于临床师的手臂与躯干之间。

稳定机制： 临床师起稳定作用的近侧手从外侧握住患者的远端股骨。

松动术： 临床师远侧的操作手从内侧握住患者的近端胫骨，向外侧滑动胫骨并用躯干驱动这一动作。

技术目标： 改善胫股关节的整体活动性。

内侧关节间隙扩展

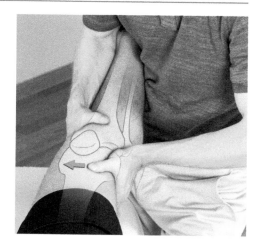

患者姿势： 仰卧或保持坐姿。如采用保守技术，则将膝关节置于休息位；如采用强度更高的技术，则将其置于接近其活动范围的终末端的位置。

临床师姿势： 于治疗床尾端面朝患者的膝关节（站立或保持坐姿），患者的小腿置于临床师的手臂与躯干之间。

稳定机制： 临床师的远侧手从内侧托住患者的小腿，同时将其足和足踝稳定在自己的躯干上。

松动术： 临床师的近侧手在关节线处握住患者的膝关节外侧，并在关节线由外侧向内侧移动膝关节，从而扩大关节内侧的空间。

技术目标： 改善胫股关节的整体活动性。

外侧关节间隙扩展

患者姿势：仰卧或保持坐姿。如采用保守技术，则将膝关节置于休息位；如采用强度更高的技术，则将其置于接近其活动范围的终末端的位置。

临床师姿势：面朝患者的膝关节站在治疗床的尾端旁边，患者的小腿置于临床师的手臂和躯干之间。

稳定机制：临床师的远侧手从外侧托住患者的小腿，同时将其足和足踝稳定在自己的躯干上。

松动术：临床师的近侧手在关节线处握住患者的膝关节内侧，并在关节线内侧向外移动膝关节，从而扩大关节外侧空间。

技术目标：改善胫股关节的整体活动性。

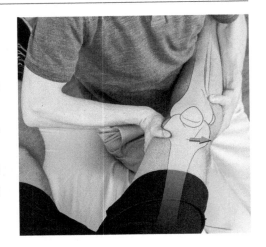

髌股关节颅侧滑行

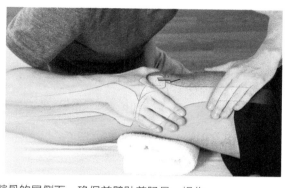

▶ 视频11.2展示了该技术。

患者姿势：仰卧，将一条卷起的毛巾垫在膝关节下方，以让膝关节舒适并令膝关节保持微屈状态。

临床师姿势：面朝患者的髌股关节坐在待治疗的膝关节旁。

稳定机制：临床师用颅侧手稳定住患者的股骨。

松动术：临床师远侧手的指蹼间隙置于患者髌骨的尾侧面。确保前臂贴着胫骨。操作手向颅侧滑动髌骨。

技术目标：改善膝关节伸展的活动性。

注意：在一个不平行于髌股关节的平面上开展松动术，会因为对髌下脂肪垫施力而造成刺激。

髌股关节尾侧滑行

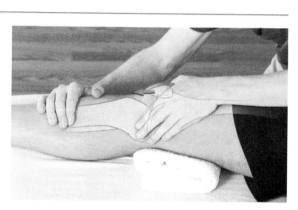

患者姿势：仰卧，将一条卷起的毛巾垫在膝关节下方，以让膝关节舒适并令膝关节保持微屈状态。

临床师姿势：临床师面向患者髌骨关节远端且坐在患者待治疗一侧的髋关节旁。

稳定机制：临床师用尾侧手稳定住患者的小腿。

松动术：临床师近侧手的指蹼间隙置于患者髌骨的颅侧面。确保前臂贴近股骨。操作手向尾侧滑动髌骨，确保不要朝股骨方向压迫髌骨。

技术目标：改善膝关节屈曲的活动性。

注意：在一个不平行于髌股关节的平面上开展松动术，会因为对上关节囊施力而造成刺激。

髌股关节内滑行

▶ 视频11.3展示了该技术。

患者姿势： 仰卧，将一条卷起的毛巾垫在膝关节下方，以让膝关节舒适并令膝关节保持微屈状态。

临床师姿势： 面朝患者受疼痛影响的髌股关节并坐在其膝关节旁。双手的拇指或单手的掌根置于髌骨的外侧面上。

稳定机制： 临床师用空着的手/手指稳定住患者的下肢，防止其旋转。

松动术： 临床师用单手的掌根或双手的拇指向内侧滑动髌骨。

技术目标： 通过牵拉外侧的表层髌骨支持带，来改善髌股关节的整体活动性。

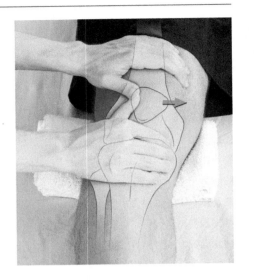

髌股关节外滑行

患者姿势： 仰卧，将一条卷起的毛巾垫在膝关节下方，以让膝关节舒适并令膝关节保持微屈状态。

临床师姿势： 面朝患者受疼痛影响的髌股关节并坐在其膝关节旁。双手的拇指或单手的掌根置于髌骨的内侧面上。

稳定机制： 临床师用空着的手/手指稳定住患者的下肢，防止其旋转。

松动术： 临床师用单手的掌根或双手的拇指向外侧滑动髌骨。

技术目标： 通过牵拉内侧的表层髌骨支持带，来改善髌股关节的整体活动性。

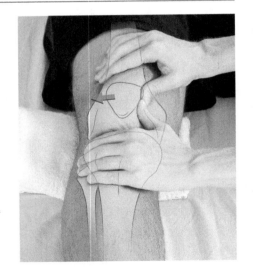

髌股关节内侧倾斜

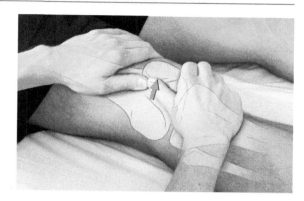

视频11.4展示了该技术。

患者姿势：膝关节完全伸直状态下保持仰卧。

临床师姿势：面朝患者受疼痛影响的髌股关节并坐在其膝关节旁。双手的拇指置于髌骨下外缘的下方。

稳定机制：临床师用双手的食指防止髌骨内滑行。

松动术：临床师双手的拇指同时向内侧使髌骨倾斜。

技术目标：通过牵拉外侧的深层支持带，来改善髌股关节的整体活动性。

髌股关节外侧倾斜

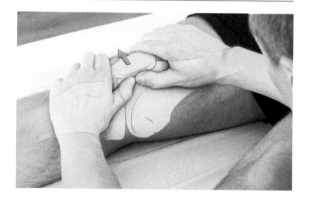

患者姿势：膝关节完全伸直状态下保持仰卧。

临床师姿势：面朝患者受疼痛影响的髌股关节并坐在其膝关节旁。双手的拇指置于髌骨下外缘的下方。

稳定机制：临床师用双手的食指防止髌骨向外滑行。

松动术：临床师双手的拇指同时向外使髌骨倾斜。

技术目标：通过牵拉内侧的深层支持带，来改善髌股关节的整体活动性。

胫腓关节近端向后滑行

患者姿势： 膝关节保持微屈状态并保持仰卧。

临床师姿势： 面朝患者站在有待评估的那一侧腿旁。

稳定机制： 临床师用一侧手撑住患者的内侧近端胫骨。

松动术： 临床师用于评估的那侧手的掌根，撑住患者腓骨的前面，沿关节平面向后滑动腓骨。

技术目标： 纠正近端腓骨在腹侧的姿势错误。

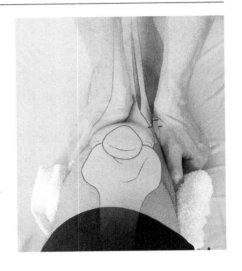

胫腓关节近端向前滑行

患者姿势： 膝关节保持微屈状态并保持俯卧。

临床师姿势： 站在有待评估的那一侧腿旁。

稳定机制： 临床师用一侧手支撑住患者的内侧近端胫骨。

松动术： 临床师用于评估的那侧手的掌根，撑住患者腓骨的后侧，沿关节平面向前滑动腓骨。

技术目标： 纠正近端腓骨在背侧的姿势错误。

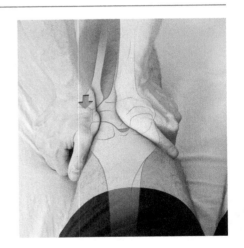

支持针对各种膝关节病症采取徒手治疗的研究证据

相关研究	研究情况/患者情况	干预措施/对比	结果
针对前交叉韧带的修复采用短幅冲刺动作与非短幅冲刺动作松动术：C级			
亨特（Hunt et al., 2010）（3级）	12名在前交叉韧带修复后，其膝关节伸展的活动范围不足的患者	对那些在前交叉韧带修复后其膝关节伸展有不足的患者开展一次针对膝关节伸展的胫股关节向前滑行	单次的胫股关节向前滑行对膝关节伸展不足的患者来说，能增加膝关节的最大伸展范围，但增加的程度较小且持续时间短
针对膝关节炎采用短幅冲刺动作与非短幅冲刺动作松动术以及操作治疗术：C级			
蒂亚尔（Deyle et al., 2005）（1级）	154名膝关节炎患者	将家庭治疗方案与诊所治疗方案相对比，后者包括个性化的关节松动术在内的徒手治疗	以骨关节炎指数为参照标准，包括个性化的关节松动术在内的诊所治疗组所得的分值是家庭治疗方案组的两倍
希尔威内尔（Silvernail et al., 2011）（3级）	20名有膝关节炎症状的观察对象	治疗者以两个级别（三级与四级）施加关节松动术，同时，电容压力感应垫会捕捉到频率和力量的各项特征	三级松动术的力量测量结果为：伸展为45次、74牛，屈曲为39次、61牛，内/外滑行为20次、34牛，向下滑行为18次、35牛四级松动术的力量测量结果为：伸展是57次、76牛，屈曲是47次、68牛，内/外滑行是23次、36牛，向下滑行是18次、35牛对几乎所有的测量法而言，不同级别松动术间的关联系数都大于0.90
蒂亚尔（Deyle et al., 2012）（3级）	120名膝关节炎患者	从标准化的检查表格中抽取数据，以确定（治疗）不成功的可能性	髌股关节疼痛、前交叉韧带松弛以及身高于1.71米，构成了临床评价指标。那些至少有2项指标为阳性的患者，测试后用该治疗方法去治疗的不成功的可能性为88%
阿博特（Abbott et al., 2013）（1级）	206名具有髋或膝关节炎的成人患者	随机安排患者接受：（1）徒手治疗；（2）多种运动疗法；（3）运动疗法与徒手治疗相结合；（4）无治疗	徒手治疗比常规的护理更有益处，并且这种益处能持续一年

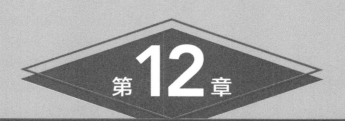

第12章

踝关节

学习目标

完成本章的学习后，你将能够做到以下几点。

◆ 描述踝关节复合体的骨与软组织解剖结构。

◆ 描述踝关节的关节运动学。

◆ 描述踝关节松动术的姿势、动作与目标。

◆ 明确支持针对踝关节开展松动术的研究证据。

踝关节复合体包括一个稳定的韧带连结型远端胫腓关节，以及一个相对简单的距小腿关节。这些关节处的运动对走、跑、跳这些功能的发挥而言是极其重要的。这一复合体的活动受限，将引发上至膝关节下至距下关节处的代偿运动。

足踝扭伤是小腿最为常见的损伤之一。如果不进行合理的治疗与康复，会导致症状无法得到根治，从而导致踝伤反复发作，并最终造成慢性的踝关节不稳。在使足踝活动机制回归正常的过程中，对异常关节运动的评估和治疗颇为关键。

解剖结构

踝关节复合体包括远端胫腓关节和距小腿关节。这些关节对吸收和再分布地面的反作用力很重要。它们还有助于将能量从足传递到小腿。

远端胫腓关节

远端胫腓关节由远端的胫骨与腓骨组成，它形成了距骨之上的一个"顶"（图12.1）。该关节被归类为韧带连结型关节，它增强了踝关节的稳定性。胫骨和腓骨的表面是平坦的椭圆形小平面，上面覆盖着软骨，由一个关节囊以及前后胫腓韧带联结在一起。另外，小腿骨间胫腓韧带将胫骨和腓骨联结在一起，并与骨间膜一起延伸下去。这些软组织结构构成了胫骨和腓骨间的主要联合纽带，并为踝关节的"榫眼"提供了稳定性。

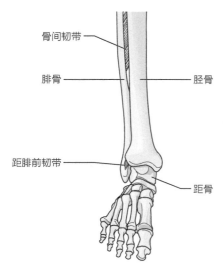

图中标注：骨间韧带、腓骨、胫骨、距腓前韧带、距骨

图12.1 远端胫腓关节

距小腿关节

距小腿关节是真正的"踝"关节，它由远端胫骨与腓骨，以及距骨滑车构成。该关节被归类为单轴铰链关节。凹状的远端胫腓关节与凸状的距骨顶相连。该关节的稳定性由内侧（三角韧带）与外侧韧带（距腓前韧带、距腓后韧带、跟腓韧带）提供（图12.2）。三角韧带有两层：表层与深层。表层三角韧带包括胫舟韧带、胫跟韧带和后胫距韧带。胫舟韧带从内踝延伸至足舟骨和弹簧韧带。胫跟韧带从内踝延伸至载距突。后胫距韧带起自内踝，附着于后距骨突。深层三角韧带是前胫距韧带，它从内踝延伸至足舟骨。强有力的三角韧带帮助稳定内踝，防止其过度外翻、外旋和跖屈。距腓前韧带和距腓后韧带则为距小腿关节提供支撑。在跖屈时，距腓前韧带承受的压力更大。跟腓韧带在为距小腿关节和距下关节提供稳定性方面，扮演着重要角色。跟腓韧带在足踝背屈时会承受更大的压力。

距小腿关节的后部覆盖着跟腱（图12.3）。跟腱是人体内最长的一条肌腱，它具备非同寻常的回弹能力，在跑、跳过程中可驱动身体前进。也有人曾经提出，距小腿关节紧张可能会导致跟腱炎（Irwin, 2014）。

关节运动学

远端胫腓关节和距小腿关节的关节运动学原理直接明了。这两个关节是同步运作的，也就是说，距小腿关节处的运动伴随着远端胫腓关节处的关联运动。在评估足踝运动时，临床师必须要检查这两个关节。

远端胫腓关节

远端胫腓关节由于其自身性质，活动能力非常有限。距骨的前部要宽于后部，因而在足踝背屈时，只会发生很小程度的分离（1~3毫米）。腓骨外旋（2~3度）并朝近端（向上）滑动，以让距骨移动到榫眼当中。在跖屈过程中腓骨会内旋，从而缩小榫眼，继而距骨会移出榫眼。距小腿关节和距下关节处的承重运动，会影响腓骨的运动。足踝的外翻和背屈伴随着腓骨的内旋。

距小腿关节

距小腿关节主要在矢状面上运动。比较特别的是，距小腿关节的运动轴横穿内外踝。在水平面上，该运动轴处在由内向外偏移10~20度的位置上（图12.4）。

在开链的背屈运动中，距骨在移进榫眼时向前滚动并向后滑行，并在胫骨上外展（图12.5）。在背屈中，跟腓韧带和后关节囊会拉紧。跖屈运动则与背屈相反，距骨向后滚动并向前滑行。

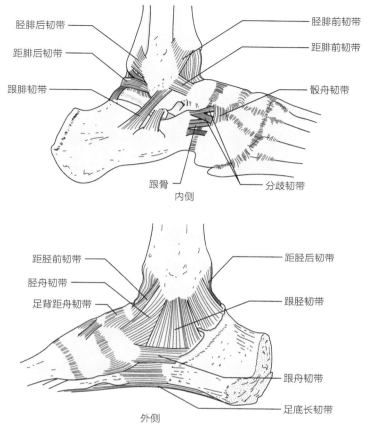

胫腓后韧带

距腓后韧带

跟腓韧带

胫腓前韧带

距腓前韧带

骰舟韧带

跟骨

分歧韧带

内侧

距胫前韧带

胫舟韧带

足背距舟韧带

距胫后韧带

跟胫韧带

跟舟韧带

足底长韧带

外侧

图12.2 距小腿关节的韧带

距腓前韧带、胫舟韧带和前关节囊会随着跖屈而收紧。

承重时足背屈关节运动学与非承重时一样，只是前者强度更大，并往往是通过近端一侧的关节面来描述其运动。随着承重背屈的发生，远端胫骨和腓骨会在相对固定的距骨上向前滑动。这一运动在胫骨上表现得更加明显，从而导致胫骨内旋（图12.6）。承重跖屈将产生足跟抬起

临床小贴士

高位踝关节扭伤是指在足背屈并外翻时，胫骨向内侧扭转，导致骨间膜（韧带连结）和距腓前韧带损伤。在橄榄球和足球这样的运动中，这类扭伤更加常见。对这类扭伤的治疗是比较棘手的，因为在走路这样的承重活动过程中，受伤的结构组织将会承载压力（Hoch & McKeon, 2010）。

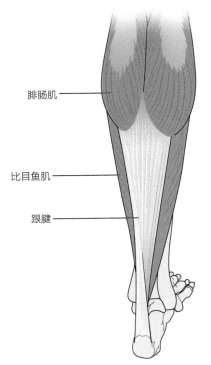

腓肠肌

比目鱼肌

跟腱

图12.3 跟腱

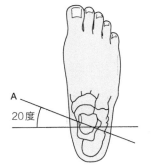

A
20度

图12.4 距小腿关节的（运动）轴

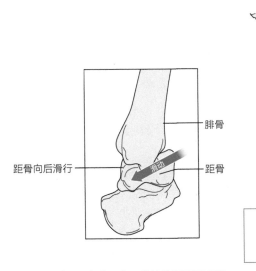

腓骨

距骨向后滑行

距骨

滑动

胫骨

腓骨

距骨

图12.5 （足踝）背屈的开链关节运动学原理

的动作。在承重跖屈的过程中，腓骨比胫骨在距骨上向后滑动的程度更明显，从而导致胫骨外旋，距骨向前和向外侧滑动。

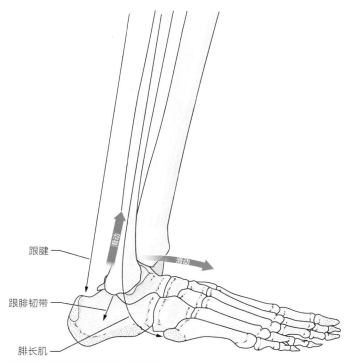

跟腱

跟腓韧带

腓长肌

滑动

滑动

图12.6 足踝背屈的闭链关节运动学原理。承重状态下背屈包括胫骨和腓骨在固定的距骨之上的前滑动，腓骨随之向上滑动并内旋

踝关节的关节学

关节面	紧张位	休息位	关节囊模式	标准活动范围	末端感觉
远端胫腓关节					
凸状的腓骨下端与凹状的远端胫骨的腓切迹	不适用	不适用	关节受压时疼痛	无主动活动范围	不适用
距小腿关节					
开链 活动面是距骨（凸状的）；稳定面是远端胫骨与腓骨（凹状的） **闭链** 活动面是远端胫骨与腓骨（凹状的），它们在静止的距骨（凸状）上活动	最大限度地背屈	跖屈10度，介于内翻和外翻之间的状态	跖屈比背屈更加受限	背屈：20度 跖屈：50度	背屈和跖屈时有坚实感；如果距骨的后侧结节碰到了胫骨后部，则跖屈时可能会有坚实感

向前滑行

患者姿势： 侧卧，待治疗足的内缘置于治疗床上。

临床师姿势： 面对待治疗足的足跟站在患者身后。

稳定机制： 临床师的颅侧手稳定住患者的远端胫骨。

松动术： 临床师双手的拇指沿着患者远端腓骨的后侧放置。临床师对远端腓骨施加向前的力。（在患者许可的情况下，可用大鱼际替代拇指。）

技术目标： 让距小腿关节得以开展之前受到限制的运动。

注意： 也可让患者俯卧，或是以稳定住腓骨滑动胫骨的方式来开展该技术。

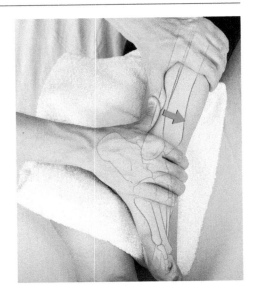

向后滑行

▶ 视频12.1展示了该技术。

患者姿势： 待治疗足置于治疗床上并保持仰卧。

临床师姿势： 面朝患者的足站在治疗床尾端。

稳定机制： 临床师的内侧手将患者的远端胫骨按压在治疗床上，以此来稳定住它。

松动术： 临床师用外侧手的大鱼际对远端腓骨施加向前的力。

技术目标： 改善与距小腿关节活动受限有关的运动。

注意： 也可让患者侧卧，或是以稳定住腓骨滑动胫骨的方式来开展该技术。

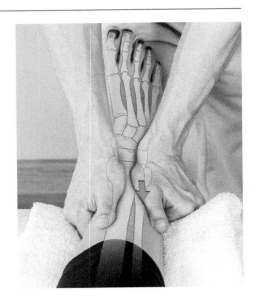

腓骨承重向前滑行

患者姿势： 站在治疗床上，不用接受治疗的那侧腿置于身体前侧，以扩大支撑面。

临床师姿势： 站在患者身后的地上。

稳定机制： 临床师用不开展松动术的那侧手环抱住患者待治疗的那侧腿，同时手指握住小腿腹。

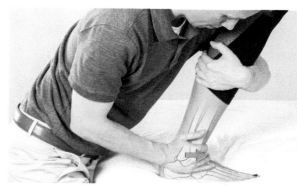

松动术： 临床师用开展松动术的手停留在患者的远端腓骨上，并将其向前滑动。一旦滑动到活动范围的末端，对小腿可施加较小程度的内旋。

技术目标： 提升距小腿关节外关节囊的运动能力，同时使伴随（足踝）背屈发生的下肢内旋变得更加容易。

注意： 可在（患者的）足内侧下方垫一个松动术支撑垫。

腓骨向上滑行

患者姿势： 仰卧，足放松地置于治疗床上。

临床师姿势： 面朝患者坐在治疗床尾端。

稳定机制： 临床师用不开展松动术的那侧手牢牢握住患者的远端胫骨。患者置于治疗床上的腿增加了稳定性。

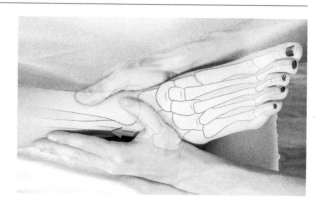

松动术： 临床师使用撑在患者远端腓骨下方的大鱼际，对腓骨施加向上的力。

技术目标： 实现距小腿关节的完全背屈，以及腓骨的向上滑行。

注意： 可用使用弹力带之类的材料置于稳定胫骨一侧手与胫骨之间，来防止接触部位打滑的情况。

腓骨向下滑行

患者姿势：侧卧，要接受松动术的足的那侧小腿置于治疗床上面，并垫上一条毛巾。

临床师姿势：面朝患者的腿后部站立或。

稳定机制：临床师的近侧手钳住患者的远端腓骨，远侧手则握住其后足。患者与治疗床接触，增加了稳定性。

松动术：临床师对腓骨开展向尾侧的滑行，将后足倒翻，并向下对远端腓骨轻微施力。

技术目标：让距小腿关节得以开展之前受到限制的运动。

注意：可使用弹力带之类的材料来防止相关接触部位打滑的情况。

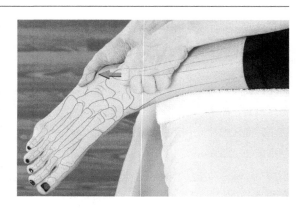

牵引

患者姿势: 仰卧,距小腿关节置于休息位。

临床师姿势: 坐于患者小腿中段至远端部位的内侧,面朝患者待治疗足的背面。

稳定机制: 临床师用双手环抱住患者的足,一侧手置于足踝前侧,另一侧手置于足踝后侧。

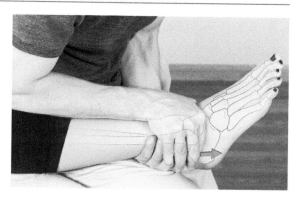

松动术: 临床师前侧的手尽量紧贴着患者的距骨前部,握住距小腿关节。后侧的手则直接在跟骨后部附近握住距骨后部。临床师的前臂与患者小腿的长轴对齐,身体前倾偏离患者头部,从而朝远端牵引距骨。

技术目标: 增加距小腿关节的整体活动范围。

注意: 临床师也可将患者的小腿和足踝置于自身体侧。对髋部或膝关节有韧带受限的症状的患者来说,该技术可能不太合适。

牵引短幅冲刺动作

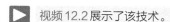 视频12.2展示了该技术。

患者姿势: 仰卧,足伸出治疗床。

临床师姿势: 面对患者站在治疗床尾端。

稳定机制: 临床师四根手指相扣握住患者的足背,拇指置于其足掌上。

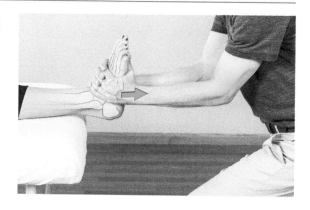

松动术: 临床师通过向后倾斜身体,将重心置于后腿上,以此对患者的距小腿关节施加高速度低振幅的操作治疗术。

技术目标: 扩大足踝扭伤后的背屈活动范围。

注意: 同样的技术模式可用于松动术中。

距骨向后滑行

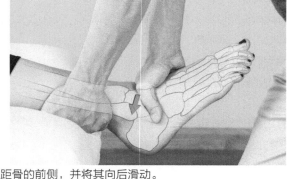

▶ 视频12.3展示了该技术。

患者姿势： 仰卧，距小腿关节置于休息位，待治疗足伸出治疗床边缘。

临床师姿势： 面朝患者的足背站在治疗床尾端。

稳定机制： 临床师起稳定作用的那侧手始终置于患者远端小腿的后侧，将腿固定在原位。

松动术： 临床师用开展松动术的手握住患者距骨的前侧，并将其向后滑动。

技术目标： 提升足踝的背屈功能。

注意： 临床师也可将起稳定作用的那侧手置于患者的胫骨前侧来开展该技术。

临床小贴士
足踝扭伤中的95%都是外侧足踝扭伤。外侧足踝扭伤是足踝外侧韧带受伤，最为常见的是距腓前韧带受伤。受伤原理是在外力的驱使下，足踝被迫内翻和跖屈。在外侧足踝扭伤后，距骨的位置可能仍然在前部，从而会造成胫骨前外踝撞击综合征（Deneger, Hertel & Fonseca, 2002）。患者可能会描述，他们在试图增大背屈程度—如牵拉腓肠肌时，感觉（足踝）关节前部疼痛。距骨向后滑行是一个效果较好的技术，它有助于纠正距骨向前移动时的姿势错误。

距骨向后滑行：负重的动态松动术

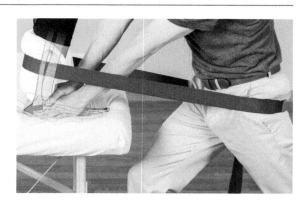

患者姿势： 站立，待治疗足站在面前的一张踏凳上或是站在可升起的治疗床上。

临床师姿势： 使用似行走模式的直立站姿站于在患者面前。

稳定机制： 在患者的足踝上方和临床师的髋部周围包绕上松动术专用带。可以在患者足踝上方和松动术专用带之间垫一条毛巾。

松动术： 临床师将双手置于患者距骨的前部，并对距骨施加向后的力。距骨在向后滑行的同时，足踝做出背屈动作。

技术目标： 扩大足踝背屈的活动范围。

距骨向后滑行：动态松动术

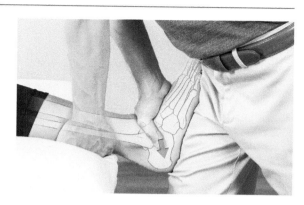

患者姿势： 仰卧，待治疗足伸出治疗床边缘。

临床师姿势： 面朝患者站在治疗床尾端。患者的足掌置于临床师的大腿上。

稳定机制： 临床师无须执行松动术的那侧手握住患者的远端胫骨。

松动术： 临床师的开展松动术的手握住患者距骨的前面，并向后滑动。同时，临床师往治疗床跨进一步，对足踝施加背屈力。

技术目标： 扩大足踝背屈的活动范围。

注意： 患者可以在足周围包上一条毛巾，用手拉它以产生背屈运动。

距骨向前滑行

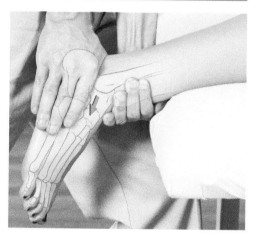

患者姿势： 俯卧，距小腿关节置于休息位，待治疗腿的其余部分置于治疗床上。

临床师姿势： 面朝患者的小腿后面，站在治疗床尾端。

稳定机制： 临床师无须执行松动术的那侧手置于患者的小腿前面以稳定住那侧腿。

松动术： 如果足踝处于休息位，则临床师用开展松动术的手在小腿的后侧握住距骨。如果足是跖屈的，则可以通过跟骨来开展松动术。开展松动术的手向前滑动距骨。

技术目标： 提升足踝的跖屈功能。

注意： 临床师也可以将开展松动术的手置于患者远端胫骨的后侧来开展该技术。

距骨间接向前滑行

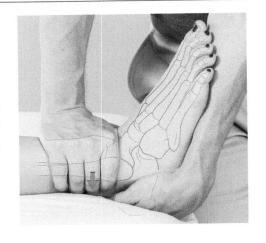

患者姿势： 仰卧，距小腿关节置于休息位。

临床师姿势： 面朝患者的足站在治疗床尾端。

稳定机制： 临床师起稳定作用的那侧手在患者的足跟后面握住距骨，将距骨保持在原位。

松动术： 临床师开展松动术的手在患者的小腿握住患者的远端胫骨和腓骨。这只手向后滑动胫骨和腓骨，以此在胫骨和腓骨上对距骨施加相对向前的力。

技术目标： 提升足踝的跖屈功能。

支持针对各种足踝病症采用徒手治疗的研究证据

相关研究	研究情况/患者情况	干预措施/对比	结果
针对慢性足踝不稳采取短幅冲刺动作与非短幅冲刺动作松动术：A级			
克鲁兹-迪亚兹（Cruz-Diaz et al., 2015）（1b级）	90名足踝反复扭伤、背屈受限的患者	患者被随机编入干预组、安慰剂组或控制组；干预措施是每周施以两次松动术加运动疗法，持续3周	松动术加运动疗法是一个恢复足踝功能（活动范围、动态姿势控制），改善踝关节不稳的重要工具
鲁顿（Loudon et al., 2014）（2a级）	5份研究考查了徒手治疗对亚急性/慢性足踝扭伤的疗效（134名患者）	各种徒手治疗（距骨由前向后滑行、松动术加运动疗法、短幅冲刺动作的操作治疗术）技术同运动控制相比	从研究中得出的总体建议：徒手治疗有益于增大足踝的活动范围、改善功能、消减疼痛
维森奇诺（Vicenzino et al., 2006）（3b级）	16名足踝反复扭伤的患者；随机、双盲、重复测量、交叉控制的实验设计	在交叉控制的实验设计下，将闭链或开链的松动术加运动疗法与运动控制相比	就短期内的跟踪结果而言，无论是承重还是非承重的松动术加运动疗法均改善了距骨向后滑行（改善幅度分别为55%和50%）和足踝背屈能力
针对急性足踝扭伤采取短幅冲刺动作与非短幅冲刺动作松动术：B级			
鲁顿（Loudon et al., 2014）（2a级）	3项研究考查了徒手治疗对急性足踝扭伤的疗效（110名患者）	徒手治疗加标准护理方案组与控制组相比	从研究中得出的总体建议：徒手治疗有益于增加足踝的活动范围并消减疼痛
惠特曼（Whitman et al., 2009）（2b级）	85名急性足踝内翻性扭伤者	让所有伤者接受短幅冲刺动作和非短幅冲刺动作徒手治疗	在接受操作治疗术后的短期效果中，4项指标中有3项出现了正面结果。这4项指标包括：站立时的症状、夜晚症状恶化的程度、足舟骨下垂测试值≤5毫米、远端胫腓关节活动过度。其他效果还包括消减疼痛与改善足踝背屈能力
针对足踝不能活动采取短幅冲刺动作和非短幅冲刺动作松动术：C级			
兰杜姆（Landrum et al., 2008）（3b级）	10名至少14天足踝不能活动的研究对象；交叉控制的实验设计	在对（足踝）背屈的活动范围、后侧踝关节的僵硬程度以及不能活动的足踝后侧距骨的移动情况做出评估后，对距骨开展三级后向前操作治疗术，并将其与对侧足踝的情况做对比	对距骨开展三级后向前操作治疗术扩大了足踝背屈的活动范围

第 13 章

足

学习目标

完成本章的学习后，你将能够做到以下几点。

◆ 描述足部复合体的骨与软组织解剖结构。

◆ 描述足部复合体的关节运动学。

◆ 描述足部复合体松动术的姿势、动作与目标。

◆ 明确支持针对足部复合体开展松动术的研究证据。

单侧足踝和足共包括26块骨（14块趾骨、5块跖骨、7块跗骨）和2块籽骨（图13.1）。这样的结果便是，该部位有33个关节和数量过百的肌肉与韧带。出现在本章中的关节是距下关节、跗骨间关节、跗跖关节、跖趾关节和趾骨间关节。

这些关节必须要一起运作，才能完成复杂的任务。例如，足在落步初期充当缓震结构，但在离开地之前，它就变成一个有力的推动结构。正如人们所料，足部受伤对下肢的功能产生极负面的影响。足部的常见损伤包括骨折、肌腱与韧带损伤，以及神经受损。

解剖结构

足是一个包括了多块骨和滑膜关节的复合体，可划分为后足、中足和前足3个部分。后足包括距下关节，中足包括跗骨间关节，前足包括跗跖关节、跖趾关节和近侧/远侧趾骨间关节。

距下关节

距下关节是远端距骨和近端跟骨之间的关节，该关节是活动型的双髁状关节。跟骨有3个关节面——后面、中面与前面。跟骨后面位于跟骨的后侧部，前后呈凸状、内外呈凹状。跟骨前面沿跟骨的上内侧伸展并呈双凹状。距下关节由距骨关节面和跟骨关节面构成，分为前、中、后3个关节面，其中前、中关节面与后关节面之间以跗骨窦分隔。距下关节的稳定性由跟舟足底韧带、足底长韧带和足底短韧带提供。

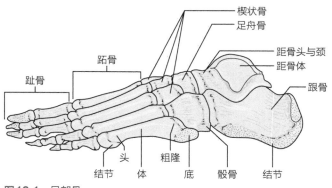

图13.1　足部骨

跗骨间关节

跗骨间关节包括跟骰关节和距跟舟关节之间的2处主要关节连接（图13.2）。跟骰关节是由跟骨前部的"喇叭状"突起和骰骨后部组成的。该关节被归类为鞍状关节。骰骨后部在内外方向上呈凸状，在上下方向上呈凹状。而与其连接的跟骨则相反。

距跟舟关节是一个髁状滑膜关节。圆形的距骨前部与足舟骨后部的凹状关节面相连。这些关节由多条韧带支撑，包括跗舟足底（弹簧）韧带、分歧（Y形）韧带，还有足底长韧带和短韧带。

跗跖关节

跗跖关节由近侧跗骨与远侧跖骨构成，跖骨是从内侧开始向外侧排列的5块骨头（图13.3）。这5块跖骨都有一个纵向屈曲、向内呈凹状、轻微上凸的平截头棱锥体。第1跖骨长度最短，骨体厚实而强韧，其骨的底面有两个为籽骨预留的带有凹槽的面。第1跖骨底与楔状骨相连。第2跖骨长度最长，与所有楔状骨和第3跖骨底相连。第3跖骨与第3楔状骨以及第2与第4跖骨相连。第4跖骨与骰骨、第3楔状骨，以及第3与第5跖骨相连。第5跖骨与骰骨和第4跖骨相连。第5跖骨有多处软组织附着点。第三腓骨肌（内侧）和腓骨短肌（外侧）都附着于第5跖骨底。跗跖关节是一个活动型平面关节。

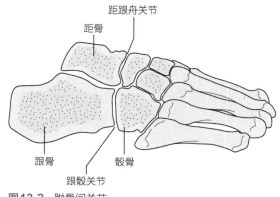

图13.2　跗骨间关节

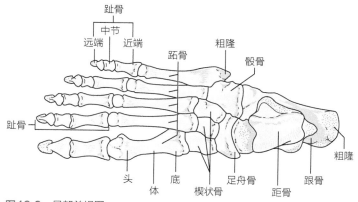

图13.3　足部前视图

跖趾关节

趾骨与跖骨共同构成前足。跖趾关节是一个活动型髁状关节。每一个跖趾关节都是由凸状的跖骨和凹状的近端趾骨底构成的。每一个跖趾关节都由两条侧副韧带支撑：内侧和外侧副韧带。纤维状的关节囊包裹着这些关节，并附着于关节面的边缘。在背面，它们较薄弱，可能会被小滑囊将其与较长的伸肌腱分隔开。关节囊与足底及深层侧副韧带之间密不可分。足底腱膜与跖骨结合在一起，以进一步加固足底。

趾骨间关节

趾骨间关节是活动型铰链关节。该关节包括凸状的近端趾骨和凹状的远端趾骨底。关节囊包裹着整个关节，并由内外侧副韧带加以巩固。关节囊的足底面得到了加强，以形成一条叫足底韧带的纤维状底板。在背面，附着于远端趾骨的伸肌腱有助于巩固该关节。

关节运动学

足上的关节众多，关节运动跨过了多个平面。单个关节的过度运动或运动不足都会影响其他关节的活动性。为了有效治疗该部位，临床师必须对这些关节的复杂性有充分的了解。

距下关节

距下关节是一个可在3个平面中旋后与旋前的单轴关节。旋转轴可能会因人而异，但一般而言是在水平面的前后轴上抬约42度，在矢状面的前后轴靠内约23度（图13.4）。临床上确定这根轴的方法是，此轴与跗骨窦和载距突的平分线相垂直。开链上3个平面内的旋前包括：跟骨的外翻（冠状面）、外展（水平面），以及背屈（矢状面）。3个平面内的旋后包括：跟骨的内翻（冠状面）、内收（水平面）、跖屈（矢状

临床小贴士

临床上，楔状骨与趾骨之间的关节为跗跖关节，也被称作利斯弗朗（Lisfranc）关节。这里发生的骨折或脱位，被称作利斯弗朗骨折、脱位。如果得不到恰当的治疗，这些损伤可能会引发极度疼痛和长期性的问题。

临床小贴士

草皮趾是跖趾关节的软组织结构受伤的一种情况。最为常见的是支撑跖趾关节的侧副韧带拉伤，其受伤机制是由于大足趾被迫过度牵拉，如在突然冲刺时足趾在地面上被卡住。

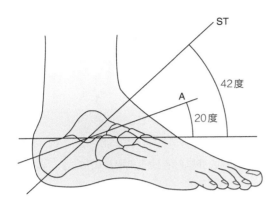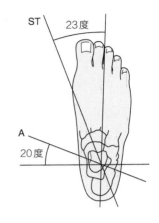

图13.4　距下关节的旋转轴朝向。A表示踝关节轴，ST表示距下关节轴

面）。在承重时，这种3个平面内的运动被描述为距骨在跟骨上的移动。足旋前被描述为距骨的跖屈与内收，以及跟骨的外翻。足旋后被描述为距骨的背屈与外展，以及跟骨的内翻（图13.5）。

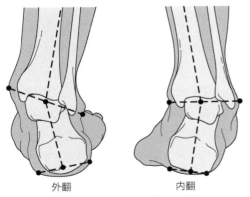

外翻　　　　内翻

图13.5　距下关节的运动——外翻及内翻

跗骨间关节

描述跗骨间关节时，要涉及两个关节轴。一个关节轴是纵向的，在水平面上方呈15度、纵轴内侧呈9度。内外翻运动围绕着这根纵轴发生。另一个关节轴是斜向的，在水平面上方呈52度、冠状面内侧呈57度。屈伸运动围绕着这根斜轴发生。跟骰关节和距跟舟关节可在3个平面内做微小的滑动，并会紧跟着距下关节的运动而动。当跗骨间关节的两根关节轴平行——如在足旋前时，整只足会变得具有柔韧性（图13.6）。当两根轴不平行——如在足旋后时，整个足会更具刚性。

跗跖关节

跗跖关节与跗骨间关节负责抵消足在旋前和旋后时对足其他关节的影响。这种抵消作用

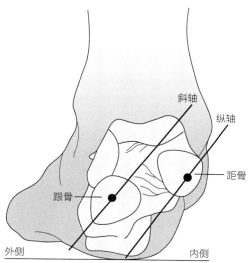

图13.6 当足处在内旋位置时，跗骨间关节的两根轴是相互平行的

有助于保持足稳定地接触地面。

跖趾关节

跖趾关节可在两个维度上自由运动：屈曲/伸展以及外展/内收。屈曲和伸展围绕着一个纵轴发生在矢状面中。外展和内收围绕着一个纵轴发生在水平面中。开链运动遵循凹凸原则：跖趾关节伸展涉及凹状的趾骨在凸状的距骨上的背侧滑动，而跖趾关节屈曲则要求趾骨朝足底滑动。跖趾关节的外展/内收则包括趾骨以骨运动的相同方向滑动。在闭链运动中，趾骨固定在地面上，凸状的距骨会以骨运动的相反方向移动。例如，大足趾伸展涉及距骨在固定的近端趾骨上的底侧滑动。

趾骨间关节

趾骨间关节可以围绕着内/外轴，在单个维度上自由运动。该关节处的运动为屈曲和伸展。趾骨间关节的屈曲和伸展的关节运动学动作与跖趾关节屈曲和伸展的关节运动学动作相同。

足部关节的关节学

关节面	紧张位	休息位	关节囊模式	标准活动范围	末端感觉
距下关节					
距骨下部有3个面，跟骨上部有3个面	旋后	介于旋后与旋前之间的中间位置	内翻比旋后更加受限	跟骨内翻：30度 跟骨外翻：15度	两个方向上都有组织牵拉感 如跟骨撞到跗骨窦，则外翻可能会有坚实感
跗骨间关节					
跟骰：跟骨与骰骨之间的鞍状关节 距跟舟：凸状的距骨与凹状的足舟骨	旋后	介于旋后与旋前之间的中间位置	两个关节的受限情况都是：背屈＞跖屈＞内收和内旋	未说明	两个方向上都有组织牵拉感
跗跖关节					
凹状的跖骨底与楔状骨或骰骨	旋前	介于旋后与旋前之间的中间位置	所有方向上都同样受限	未说明	所有方向上都有组织牵拉感
跖趾关节					
凸状的远端跖骨与凹状的近端趾骨	完全伸展	介于屈曲与伸展之间的中间位置	伸展比屈曲更加受限	屈曲：20度 伸展：70度 外展：10度	所有方向上都有组织牵拉感
趾骨间关节					
凸状的近端趾骨与凹状的远端趾骨	完全伸展	非完全伸展位置	屈曲比伸展更加受限	近端趾骨屈曲：90度 远端趾骨屈曲：40度 大足趾伸展：70度	所有方向上都有组织牵拉感

牵引

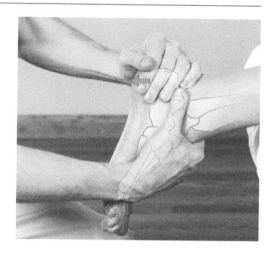

▶ 视频13.1展示了该技术。

患者姿势： 俯卧，待治疗侧腿伸出治疗床边缘，距下关节置于休息位。

临床师姿势： 面朝患者的足底坐在治疗床尾端。

稳定机制： 临床师下方起稳定作用的那侧手，从患者的足背面握住距骨。

松动术： 临床师上方的操作手以其尺侧边缘，从患者的脚后跟握住跟骨，并朝远处移动跟骨。

技术目标： 提升足踝的整体活动性。

注意： 患者可以在仰卧或俯卧状态下，接受该技术的治疗。

外滑行

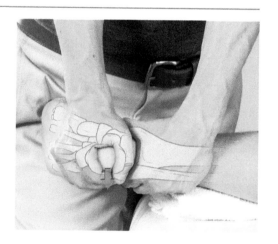

患者姿势： 如果是右足接受治疗，则保持右侧卧位，在右腿下垫毛巾或枕头，将右侧相关部位支撑在治疗床上。

临床师姿势： 半弓步面朝患者体侧站立于治疗床尾端。

稳定机制： 临床师以左手稳定住患者的距骨，将右手的掌根置于跟骨内侧，同时将手指握在患者的右足底上。

松动术： 临床师施以外滑行。起初施加较小的力，在没有激惹患者疼痛的情况下，可以考虑增加振幅和松动术的强度。

技术目标： 改善（足的）外滑行，进而改善外翻。

注意： 患者可以在仰卧或俯卧状态下，接受该技术的治疗。

内滑行

患者姿势： 如果是右足接受治疗，则保持左侧卧位，在右腿下垫着毛巾或枕头，将其支撑在治疗床上。

临床师姿势： 以半弓步姿势面朝患者体侧站在治疗床尾端。

稳定机制： 临床师以右手稳定住患者的距骨，将左手的掌根置于跟骨外侧，同时将手指握在患者的右足底上。

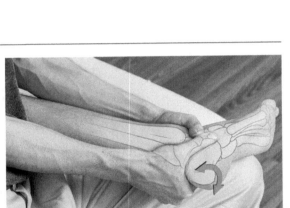

松动术： 临床师施以内滑行。起初应轻轻施力，在没有激惹患者疼痛的情况下，可以考虑增加振幅和松动术的强度。

技术目标： 改善（足的）内滑行，进而改善内翻。

注意： 患者可以在仰卧或俯卧状态下，接受该技术的治疗。

跟骨摇动

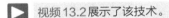 视频 13.2 展示了该技术。

患者姿势： 侧卧，将要接受松动术的那侧足置于上面。

临床师姿势： 背对患者坐在治疗床上。

稳定机制： 患者膝关节保持屈曲，临床师用躯干稳定住患者身体后方的大腿部分。

松动术： 临床师用两根拇指握住患者的跟骨，在其跟骨的外侧面形成一个 V 形。临床师的前臂朝向所施加力的方向。可以单独开展牵引，也可以在内外滑行时一起开展牵引。

技术目标： 辅助旋前与旋后运动。

注意： 患者可以处于仰卧位，让临床师坐在面前。

足舟骨背侧（向前）滑行

患者姿势：俯卧，膝关节屈曲至90度，足置于休息位。

临床师姿势：面朝患者待治疗足的外侧站立。

稳定机制：临床师起稳定作用的那侧手，在患者的足背面握住距骨颈。

松动术：临床师将操作手的拇指置于患者足舟骨的底面，同时将食指置于其背面，向背侧滑动足舟骨。

技术目标：协助跗骨间关节的内翻（沿着长轴）和背屈（沿着斜轴）。

注意：可以采用多种手部姿势来完成相同的松动术。

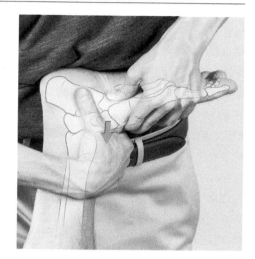

足舟骨背外侧滑行

患者姿势：俯卧，膝关节屈曲至90度，足置于休息位。

临床师姿势：面朝患者待治疗足的外侧站立。

稳定机制：临床师起稳定作用的那侧手，在患者的足背面握住距骨颈。

松动术：临床师将开展松动术的手置于患者足舟骨的底面上，以背外向滑动内侧足舟骨，并将足舟骨旋转至一个更加旋后的位置。

技术目标：协助跗骨间关节的内翻（沿着长轴）和背屈（沿着斜轴）。

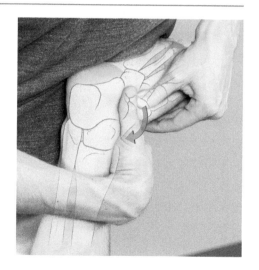

足舟骨足底（向后）滑行

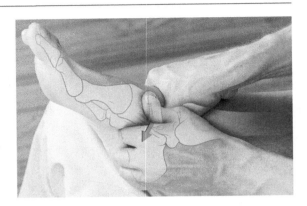

▶ 视频13.3展示了该技术。

患者姿势： 仰卧，足踝与足置于休息位，并由临床师的大腿支撑。

临床师姿势： 面对待治疗足的内侧面，坐在治疗床上。

稳定机制： 临床师起稳定作用的那侧手，在患者的足背面握住距骨颈。患者的足可靠在临床师的身体上以获得额外的稳定。

松动术： 临床师的操作手置于患者的足舟骨上，拇指置于足背面，食指置于足底面，朝足底滑动足舟骨。

技术目标： 改善跗骨间关节沿着长轴的外翻和跗骨间关节的跖屈。

足舟骨足底内滑行

患者姿势： 仰卧，足踝与足置于休息位，并由临床师的大腿支撑。

临床师姿势： 面对待治疗足的外侧面，坐在治疗床上。

稳定机制： 临床师起稳定作用的那侧手，在患者的足背面握住距骨颈。患者的足可靠在临床师的身体上以获得额外的稳定。

松动术： 临床师将操作手置于患者足舟骨的背面，朝足底滑动内侧足舟骨，并将足舟骨旋转至更加旋前的位置上。

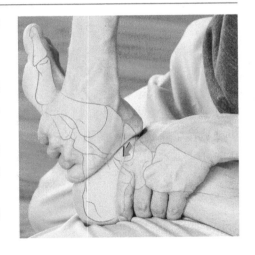

技术目标： 改善跗骨间关节沿着长轴的外翻和跗骨间关节的跖屈。

骰骨背侧（向前）滑行

患者姿势： 俯卧，膝关节屈曲至90度，足置于休息位。

临床师姿势： 站立，面朝患者受病痛影响的那只足的内侧面。

稳定机制： 临床师起稳定作用的那侧手，从后面握住患者的跟骨。

松动术： 临床师将操作手的拇指置于患者骰骨的底面，并将食指置于其背面，向背侧滑动骰骨。

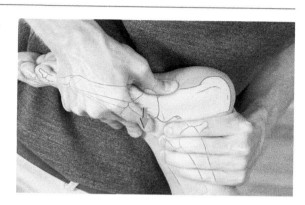

技术目标： 协助跗骨间关节的外翻（沿着长轴）和背屈（沿着斜轴）。

骰骨背外侧滑行

患者姿势： 俯卧，膝关节屈曲至90度，置于休息位。

临床师姿势： 面朝患者待治疗足的内侧站立。

稳定机制： 临床师起稳定作用的那侧手，从底面握住患者的跟骨，并将食指和无名指包绕在骰骨表面。

松动术： 临床师将操作手置于患者骰骨的底面，向背侧滑动骰骨，将骰骨旋转至一个更加旋前的位置。

技术目标： 协助跗骨间关节的外翻（沿着长轴）和背屈（沿着斜轴）。

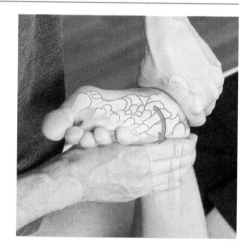

骰骨足底（向后）滑行

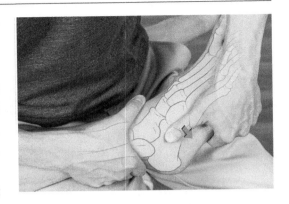

患者姿势： 仰卧，跗骨间关节置于休息位，并由临床师的大腿支撑。

临床师姿势： 面朝患者待治疗足的内侧坐立。

稳定机制： 临床师起稳定作用的那侧手握住远端足踝。患者的足可抵在临床师的身体上以获得额外的稳定。

松动术： 临床师操作手的拇指置于骰骨背面，食指于骰骨底侧，朝底侧滑动骰骨。

技术目标： 提升跗骨间关节沿着长轴的内翻能力和跗骨间关节沿着斜轴的跖屈能力。

骰骨足底内滑行

患者姿势： 仰卧，跗骨间关节置于休息位，并由临床师的大腿支撑。

临床师姿势： 面朝患者待治疗足的内侧坐立。

稳定机制： 临床师起稳定作用的那侧手，从患者的足底握住跟骨。患者的足可置于临床师的身体上以获得额外的稳定。

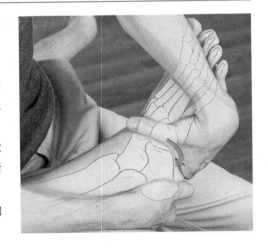

松动术： 临床师操作手置于骰骨背面，食指置于骰骨底面，向底侧滑动骰骨，将其转至一个更加旋后的位置。

技术目标： 提升跗骨间关节沿着长轴的内翻能力和跗骨间关节沿着斜轴的跖屈能力。

骰骨操作治疗术

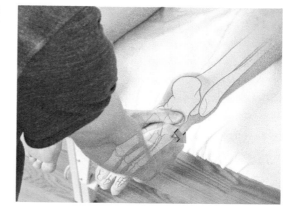

▶ 视频13.4展示了该技术。

患者姿势： 靠近治疗床边缘俯卧，膝关节屈曲至70度。

临床师姿势： 面朝患者的足底站立。

稳定机制： 临床师除拇指外的其余四指互扣，置于患者的足背上。临床师的两个拇指相叠，置于骰骨的底面上。

松动术： 患者的足踝背屈至近0度。临床师通过伸展膝关节和跖屈足踝，将距下关节轻微旋后来开展操作治疗术。临床师用两个拇指相叠，对骰骨施加推力，以其他互扣的手指稳定住足。

技术目标： 改善跟骰关节的活动性或使一个处于跖屈状态的骰骨回到原来位置。

注意： 该技术也可用于距跟舟关节。

背侧（向前）滑行

患者姿势： 仰卧，跗跖关节置于休息位，并由临床师的大腿支撑。

临床师姿势： 保持坐姿，面对待治疗足的背侧。

稳定机制： 临床师起稳定作用的那侧手握住患者的跗骨，拇指置于足的背侧，食指置于足的底侧。

松动术： 临床师的操作手握住患者的跖骨，拇指置于足的背侧，食指置于足的底侧。

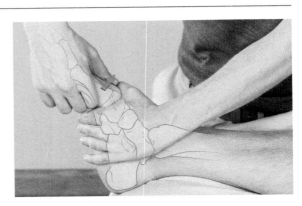

手以背向在第1楔状骨上滑动第1跖骨，在第2楔状骨上滑动第2跖骨，在骰骨上滑动第3跖骨，在骰骨上滑动第4和第5跖骨。

技术目标： 提升背屈功能。

注意： 这些关节的活动范围非常有限。

足底（向后）滑行

患者姿势： 仰卧，跗跖关节置于休息位，并由临床师的大腿支撑。

临床师姿势： 保持坐姿，面对待治疗足的背侧。

稳定机制： 临床师起稳定作用的那侧手握住患者的跗骨，拇指置于足的背侧，食指置于跖骨的底面。

松动术： 临床师的操作手握住患者的跖骨，拇指置于足的背侧，食指置于趾骨的

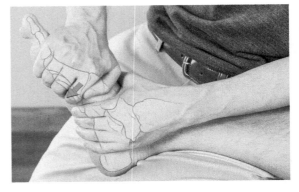

底面。手以底向在第1楔状骨上滑动第1跖骨，在第2楔状骨上滑动第2跖骨，在骰骨上滑动第3跖骨，在骰骨上滑动第4和第5跖骨。

技术目标： 提升跖屈功能。

注意： 这些关节的活动范围非常有限。

牵引

患者姿势: 仰卧, 跗跖关节置于休息位, 并由临床师的大腿支撑。

临床师姿势: 保持坐姿, 面对待治疗足的背侧。

稳定机制: 临床师起稳定作用的那侧手握住患者的跗骨, 拇指置于足的背侧, 食指置于足的底侧。

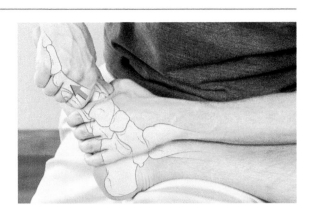

松动术: 临床师的操作手握住患者的跖骨, 拇指置于足的背侧, 食指置于足的底侧, 对跖骨施加牵引力。

技术目标: 提升跗跖关节的活动性。

注意: 可以用一个松动术垫来稳定住患者的足。该技术可用于任何跗跖关节。

牵引

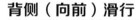 视频13.5展示了该技术。

患者姿势： 仰卧，跖趾关节置于休息位，并由临床师的大腿支撑。

临床师姿势： 保持坐姿，面对待治疗足的背侧。

稳定机制： 临床师起稳定作用的那侧手握住患者的跖骨，拇指置于足的背侧，食指置于足的底侧。

松动术： 临床师的操作手握住患者接受操作治疗术的近端趾骨的近端，拇指置于足的背侧，食指置于足的底侧，朝远处移动近端趾骨底。

技术目标： 改善跖趾关节的整体活动性，或缓解疼痛。

注意： 临床师可以戴上手术手套或放置弹力带于患者与自己的相关部位，以更加牢固地握住趾骨。

背侧（向前）滑行

患者姿势： 仰卧，跖趾关节置于休息位，并由临床师的大腿支撑。

临床师姿势： 保持坐姿，面对待治疗足的背侧。

稳定机制： 临床师起稳定作用的那侧手握住患者的跖骨，拇指置于跖骨背侧，食指置于跖骨底侧。

松动术： 临床师的操作手握住患者接受操作治疗术的近端趾骨的近端，拇指置于趾骨背侧，食指置于趾骨底侧，以背向移动近端趾骨底。

技术目标： 改善足趾的伸展能力。

注意： 临床师可以戴上手术手套或放置弹力带于患者与自己的相关部位，以更加牢固地握住趾骨。

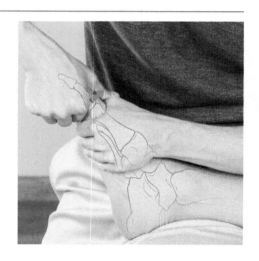

足底（向后）滑行

患者姿势： 仰卧，跖趾关节置于休息位，并由临床师的大腿支撑。

临床师姿势： 保持坐姿，面对待治疗足的背侧。

稳定机制： 临床师起稳定作用的那侧手握住患者的跖骨，拇指置于跖骨背侧，食指置于跖骨底侧。

松动术： 临床师的操作手握住患者接受操作治疗术的近端趾骨的近端，拇指置于趾骨背侧，食指置于趾骨底侧，朝底侧移动近端趾骨底。

技术目标： 改善足趾的屈曲能力。

注意： 临床师可以戴上手术手套或放置弹力带于患者与自己的相关部位，以更加牢固地握住趾骨。

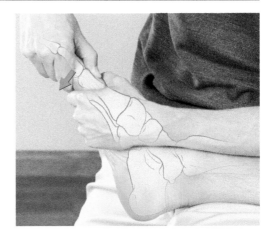

内滑行

▶ 视频 13.6 展示了该技术。

患者姿势： 仰卧，跖趾关节置于休息位，并由临床师的大腿支撑。

临床师姿势： 保持坐姿，面对待治疗足的背侧。

稳定机制： 临床师起稳定作用的那侧手握住患者的跖骨，拇指置于跖骨外面，食指置于跖骨内面。

松动术： 临床师的操作手握住患者接受操作治疗术的近端趾骨的内侧面和外侧面，并将其向内侧滑动。

技术目标： 改善跖趾关节的内滑行。

注意： 临床师可以戴上手术手套或放置弹力带于患者与自己的相关部位，以更加牢固地握住趾骨。

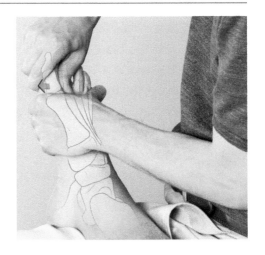

外滑行

患者姿势： 仰卧，跖趾关节置于休息位，并由临床师的大腿支撑。

临床师姿势： 保持坐姿，面对待治疗足的背侧。

稳定机制： 临床师起稳定作用的那侧手握住患者的跖骨，拇指置于跖骨外面，食指置于跖骨内面。

松动术： 临床师的操作手握住患者接受操作治疗术的近端趾骨的内外两面，并将其向外侧滑动。

技术目标： 改善跖趾关节的外滑行。

注意： 临床师可以戴上手术手套或放置弹力带于患者与自己的相关部位，以更加牢固地握住趾骨。

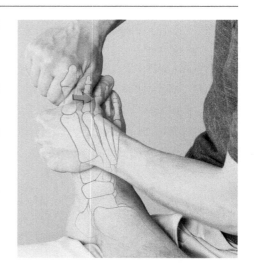

足籽骨松动术

患者姿势： 足放松，保持仰卧。

临床师姿势： 保持站立或坐姿，面朝患者的足。临床师将一只拇指置于患者籽骨的近侧面上。

稳定机制： 临床师的颅侧手紧握患者的远端第1跖骨。

松动术： 临床师的操作手朝远处滑动，从而导致籽骨达到其可以达到的活动度的终末端。

技术目标： 改善拇趾外翻者的关节活动性。

注意： 必须要当心，不能向第1跖骨方向挤压籽骨。

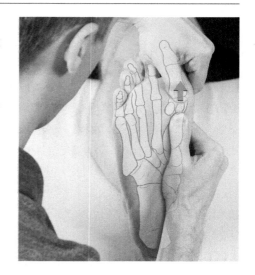

跖骨间松动术

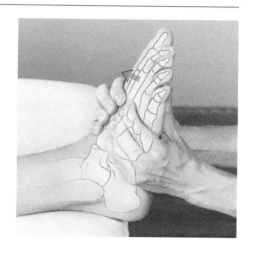

▶ 视频13.7展示了该技术。

患者姿势： 仰卧，跖趾关节置于其休息位。

临床师姿势： 保持坐姿，面对待治疗足的底侧。

稳定机制： 患者的另一侧小腿帮助稳定待治疗侧的腿。

松动术： 临床师的双手握住患者的前足，拇指置于足底，其余手指置于足背上。拇指朝背面往（其他）手指方面按过去，其他手指充当支点，以让前足产生屈曲运动，如此来松动每一个跖骨间关节。

技术目标： 改善前足的活动性。

注意： 临床师也可以拇指为支点，使用其他手指施加松动术所需的力，朝足底来开展跖骨间松动术。

牵引

患者姿势： 仰卧，趾骨间关节置于休息位，并由临床师的大腿支撑。

临床师姿势： 保持坐姿，面对待治疗足的背侧。

稳定机制： 临床师起稳定作用的那侧手，握住要治疗的趾骨间关节的近端趾骨远端，拇指置于足背上，食指置于足底。

松动术： 临床师的操作手握住要治疗的趾骨间关节的远端趾骨近端，拇指置于足的背侧，食指置于足的底侧，朝远端牵引远端趾骨。

技术目标： 改善趾骨间关节的整体活动性，或缓解疼痛。

注意： 该技术可能有助于改善足趾活动僵硬。

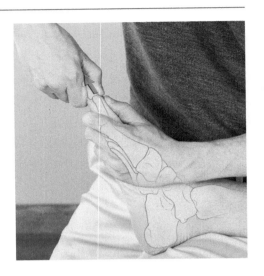

背侧（向前）滑行

患者姿势： 仰卧，趾骨间关节置于休息位，并由临床师的大腿支撑。

临床师姿势： 保持坐姿，面对待治疗足的背侧。

稳定机制： 临床师起稳定作用的那侧手，握住要治疗的趾骨间关节的近端趾骨远端，拇指置于足的背侧，食指置于足的底侧。

松动术： 临床师的操作手握住要治疗的趾骨间关节的远端趾骨近端，拇指置于足的背侧，食指置于足的底侧，向背侧松动远端趾骨。

技术目标： 促进足趾伸展。

注意： 该技术可能有助于改善足趾活动僵硬。

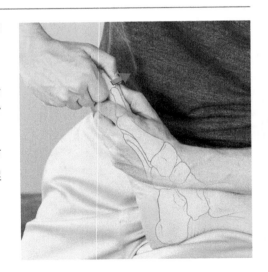

足底（向后）滑行

患者姿势： 仰卧，趾骨间关节置于休息位，并由临床师的大腿支撑。

临床师姿势： 保持坐姿，面对待治疗足的背侧。

稳定机制： 临床师起稳定作用的那侧手，握住要治疗的趾骨间关节的近端趾骨远端，拇指置于足的背侧，食指置于足的底侧。

松动术： 临床师的操作手握住要治疗的趾骨间关节的远端趾骨近端，拇指置于足的背侧，食指置于足的底侧，朝底侧松动远端趾骨。

技术目标： 促进足趾伸展。

注意： 该技术可能有助于改善足趾活动僵硬。

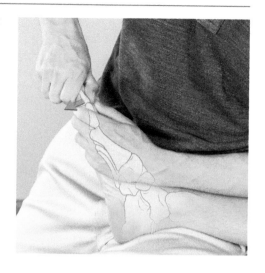

支持针对各种足部病症采取徒手治疗的研究证据

相关研究	研究情况/患者情况	干预措施/对比	结果
针对足底筋膜炎采用短幅冲刺动作和非短幅冲刺动作松动术：C级			
切利库（Celik et al., 2016）（2b级）	43名患足底筋膜炎患者	患者被随机安排到关节松动术与牵拉或注射促蛋白合成类固醇组	在研究开始、3周、6周、12周和1年时都对这些患者的足和足踝进行测量，并对可见的分析指标进行评估。在12周和1年时，关节松动术与牵拉组比注射促蛋白合成类固醇组的改善效果更明显
克莱兰（Cleland et al., 2009）（1b级）	60名主诉足跟底部疼痛的患者	患者被随机编入两组当中的任意一组：第1组接受电疗与牵拉，第2组接受针对距下关节的软组织松动术和关节松动术	接受电疗与牵拉在第4周时症状有所改善，在采用下列结果测量指标时，改善可持续6个月之久：足和足踝的测量量表、下肢功能评分、整体变化评估量表
沙苏亚（Shasua et al., 2015）（1b级）	46名23~73岁患足底筋膜炎的患者	患者被随机安排在干预组或控制组。两组都接受8次牵拉与超声波治疗；干预组还接受针对足踝和足中部的松动术	在疼痛数字评分量表、下肢功能评分、痛觉测试以及背屈活动度等方面，两组之间并没有明显区别；不过，两组在以上所有方面都有所改善
针对骰骨综合征采用短幅冲刺动作和非短幅冲刺动作松动术：D级			
詹宁斯与戴维斯（Jennings & Davies, 2005）（4级）	7名在外侧足踝扭伤后主诉外侧足踝/中足疼痛的患者	对每位患者都施以针对骰骨的操作治疗术	在治疗1~2次后，7名患者都恢复了体育活动
针对跖痛症采用短幅冲刺动作和非短幅冲刺动作松动术：B级			
高文德（Govender et al., 2007）（1c级）	40名患跖间神经瘤病的患者（平均年龄为51岁）	对足和足踝开展松动术与操作治疗术与安慰剂措施（超声波）相比，3周治疗6次	在疼痛数字评分量表和痛觉测试方面，徒手治疗明显比安慰剂措施有优势
彼得森（Petersen et al., 2003）（2b级）	40名存在跖痛症患者（平均年龄为49.5岁）	针对足（尤其是跖骨间关节、第1跖趾关节等）和足踝的徒手治疗（松动术、高速度低振幅短幅冲刺动作）与安慰剂措施（失谐超声波）相比，4周治疗8次	在麦吉尔疼痛问卷量表、疼痛数字评分量表、足功能指数以及痛觉阈值测试，徒手治疗明显比安慰措施有优势 注意：接受安慰剂措施的患者初始疼痛级别更高

相关研究	研究情况/患者情况	干预措施/对比	结果
针对拇趾僵硬采用推式和非推式松动术：B级			
沙姆斯（Shamus）等，2004年（1c级）	20名第1跖趾关节疼痛并不具备完整活动范围的患者	患者被随机分成两组。两组都接受漩涡浴疗法、超声波疗法、第1跖趾关节松动术、小腿/腘绳拉伸、足捡玻璃珠练习、冷敷以及电刺激疗法。干预组额外还接受针对籽骨的松动术、拇长及拇短屈肌力量加强练习，以及步态训练	在接受了12次治疗后，与控制组相比，试验组的跖趾关节运动范围有了明显的扩大，拇长及拇短屈肌的力量有了明显的增强，疼痛程度也明显降低
针对拇趾外翻采用推式和非推式松动术：B级			
布兰廷汉姆（Brantingham）等，2005年（1c级）	60名拇外翻患者平均年龄=50.1岁	患者被随机编入两组当中的一组。1组接受对拇趾和足的松动术与操作治疗。2组接受非治疗性干预。3周治疗6次	与控制组相比，徒手疗法在降低数字评分，减缓功能失常，提升足功能指数方面都明显占优

自主松动术

将自主松动术融入家庭治疗计划的总体指导

- 临床师应当相信患者有能力安全而独立地开展自主松动术。
- 在开展自主松动术前，患者应独立地正确演示该技术。
- 在开展自主松动术前，最好先进行某种形式的热身（例如，步行或骑车5~8分钟）。
- 做几组周围肌肉的静态拉伸，每组持续30~60秒，可能会有好处。
- 患者应按照临床师所规定的重复次数、负荷和持续时间，来完成规定的自主松动术。
- 在新恢复的运动范围内活动可能会有好处。例如，患者可以按照临床师的规定，在新恢复的运动范围内开展静力运动或等张运动。

临床小贴士

要被松动的关节周围的肌肉力量，通常会超过自主非短幅冲刺动作的力量。为了让自主非短幅冲刺动作的效果达到最佳，患者应尽力放松正在活动的关节周围的肌肉。以髋部为例，将身体重心偏向不活动的那一侧，可能有助于髋部周围的肌肉放松，并让髋部按照规定滑动。

张口（双侧颞下颌关节前突）

患者姿势： 保持坐姿，最好背部倚靠于稳定的物体表面。

稳定机制： 患者的身体提供稳定支撑。

松动术： 患者将下颚稳定在拇指和食指之间，并在耐受范围内将下颌骨向下滑动。

技术目标： 促进嘴巴完成张口动作。

注意： 可以主要针对一侧执行松动术，其原理类似于下颌骨外侧移动的技术。

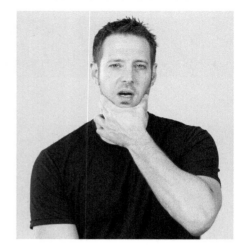

下颌骨外侧移动（下颌向外侧运动）

患者姿势： 保持坐姿。

稳定机制： 患者的身体提供稳定支撑。

松动术： 患者使用一侧手的掌根，在耐受范围内朝对侧滑动下颌骨。

技术目标： 促进接受治疗那一侧的下颌前突。

注意： 患者也可以用另一侧手，用手指稳定下颌骨并施以同样的力。

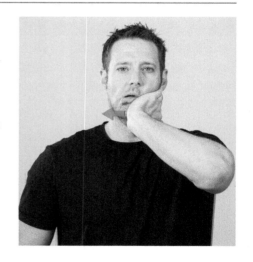

第2~7节颈椎旋转（打开对侧关节面）

患者姿势： 保持坐姿，待松动侧颈椎的对侧手的第二、三根手指（食指和中指），在颈椎旋转方向的对侧支撑目标关节面。为了增加舒适度和稳定性，患者可以倚靠在一个坚固的物体表面。

稳定机制： 患者的身体提供稳定支撑。

松动术： 用手指触诊小关节面并沿其关节面所在平面进行引导运动。向同侧眼球所在方向进行松动术。

技术目标： 对旨在促进颈椎旋转的治疗技术进行补充。

注意： 颈椎可以处在自然位或轻微屈曲状态。增加屈曲程度可促进目标关节面向上向前运动。

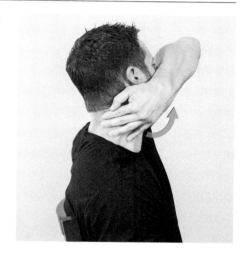

第2~7节颈椎旋转（关闭同侧关节面）

患者姿势： 保持坐姿，待松动侧颈椎对侧手的第二、三根手指，在颈椎旋转方向的同一侧稳定住目标关节面。为了增加舒适度和稳定性，患者可以靠在一个坚固的物体表面。

稳定机制： 患者的第二、三根手指支撑住下关节平面，起到稳定作用。

松动术： 头部向受限的那个方向旋转，同时保持稳定状态。

技术目标： 对旨在促进颈椎旋转的治疗技术进行补充。

注意： 颈椎可以处在自然位或轻微伸展状态。增加伸展程度可促进同侧的目标关节面向下向后运动。

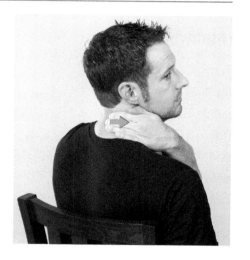

第1肋骨向下滑行

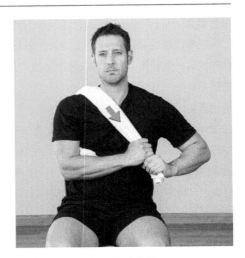

▶ 视频A.1展示了该技术。

患者姿势： 保持坐姿。

稳定机制： 患者的身体提供稳定支撑。

松动术： 将一条毛巾或床单从同侧的腋窝下穿过并绕过肩部（尽量靠近胸椎）。患者用双手握住床单下端，朝向对侧的髋部。患者深吸一口气，将床单朝对侧的髋部拉动。在呼气时，患者继续将床单朝髋部拉动。在耐受范围内重复这一动作。

技术目标： 帮助恢复无疼痛状态的呼吸并辅助松动第1肋骨。

注意： 如果床单足够长，患者可将其末端坐在同侧手臂的臀部下，而不是置于腋窝下。这可让患者同侧的手臂得到放松，并为该松动术的开展带来更大的力学优势。

使用毛巾伸展胸椎

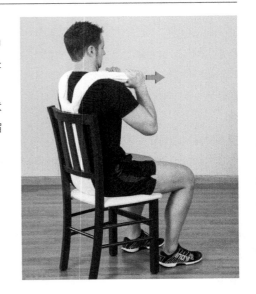

患者姿势： 坐在椅子上。

稳定机制： 患者将一条床单沿长边卷起，用一条毛巾从中间穿过卷起的床单，做成Y形。将床单的一头坐在身下，双手分别握住毛巾的另外两头置于体前。

松动术： 将床单与毛巾的结合处置于要松动至伸展状态的那段胸椎上。患者在向前拉毛巾两头的同时后缩胸椎。

技术目标： 促进目标胸椎的伸展。

注意： 该技术最适用于伸展中上段胸椎。

使用椅子伸展中段胸椎

患者姿势： 坐在椅子上，双手置于脑后，胸椎活动不足的部位倚靠在椅背或桌子上。

稳定机制： 椅子或桌子提供了所需的稳定力量。

松动术： 患者抵着椅子上缘或桌子边缘向后倒去，到达所要求的活动程度后撑住不动。

技术目标： 促进目标胸椎的伸展。

注意： 为了锁定目标胸椎，患者可能需要向前或向后坐。

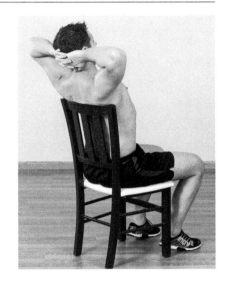

胸椎在泡沫轴上滚动

患者姿势： 躺在垂直于胸椎放置的泡沫轴上，膝关节与髋部屈曲，双足着地。

稳定机制： 患者将双足打开，与肩同宽，这起到了稳定作用。

松动术： 患者在耐受范围内将胸椎在泡沫轴上进行上下移动，根据需要以活动不足的胸椎作为目标。

技术目标： 改善胸椎的整体活动性。

注意： 在该技术开展的整个过程中，患者的胸椎应保持自然位。

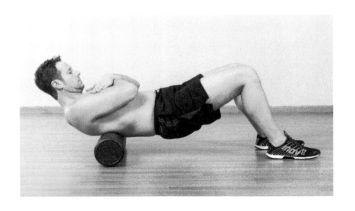

腰椎伸展

患者姿势：站立或保持坐姿，一只拇指置于另一只拇指之上，按在活动不足的节段的腰椎棘突上。

稳定机制：患者用置于棘突上的拇指施加向前的力，以起到稳定作用。

松动术：患者主动将腰椎伸展至最大限度，同时保持稳定。

技术目标：促进相关腰椎的伸展。

注意：为了选择目标小关节面所在的关节节段来进行松动术，可以进行同侧（腰椎）旋转和/或旋转加伸展。如果要求松动某个关节面，也可用一只拇指按在另一只拇指之上的动作，直接对该关节施加稳定的力。

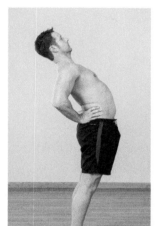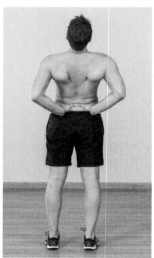

盂肱关节向后滑行

患者姿势： 站立，非治疗一侧的手置于目标盂肱关节的前部。

稳定机制： 患者肩部因与中轴骨相连接，所以其具备稳定性。

松动术： 患者主动地外展肩部，同时对肱骨头施加由前向后的力。

技术目标： 增强运动过程中盂肱头的向后滑行。

注意： 该技术是在主动肩外展的情况下完成的，可以协助患者完成功能性运动。

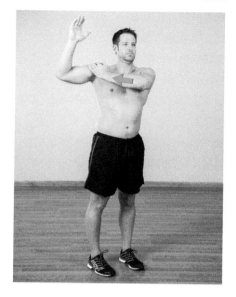

手腕与手牵引

患者姿势： 保持坐姿，前臂保持中立姿势并置于桌子上，手伸出桌面边缘。

稳定机制： 前臂置于桌面上起稳定作用。

松动术： 另一侧手握住桌面上这只手的近端手腕，将近侧腕骨在已稳定的前臂的基础上，向远离桌面的方向牵引。

技术目标： 改善手腕关节的整体活动性。另外，牵引时的振荡动作可能会缓解疼痛。

注意： 临床师要指导患者逐渐增加对这一关节复合体的牵引力度。

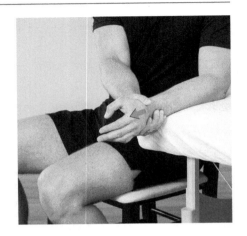

桡腕关节向前滑行

患者姿势： 站立，将要展开松动术的手掌置于桌子上，肘关节伸直。

稳定机制： 始终将手掌置于桌面，这提供了足够的稳定性。

松动术： 另一侧手置于开展松动术的手之上，尽量靠近后者的桡腕关节，通过直立的前臂向下向后施力。同时，患者可以通过将待治疗侧的前臂向该侧的手指背侧移动，来增加手腕的伸展程度。

技术目标： 促进手腕伸展。

注意： 手腕伸展约70度为正常。

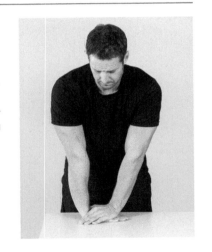

掌指或手指牵引

患者姿势： 保持坐姿，一侧手臂及手旋转至中立位置并置于桌面上。

稳定机制： 待松动侧的前臂始终与桌面保持接触，有助于稳定住手。

松动术： 用另一侧手握住待治疗侧的关节远端，施加较轻的线性的力，将关节远端的一侧从近端的一侧拉离，从而产生关节的牵引作用。

技术目标： 改善关节的整体活动性。另外，牵引时的振荡动作可能会缓解疼痛。

注意： 可以以类似方式施展可操作的短幅冲刺动作松动术。

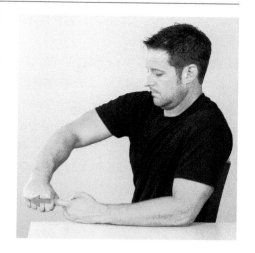

掌指或手指滑行

患者姿势： 保持坐姿，一侧手臂和手旋至中立位置并置于桌子上。

稳定机制： 待松动侧的前臂始终与桌面保持接触，有助于稳定住手。

松动术： 另一侧手的拇指在前、食指在后，握住要开展操作治疗术的关节远端。如要向前滑行，则向手掌施力以产生向前滑行。如要向后滑行，则用拇指朝手掌背面施力以产生向后滑行。

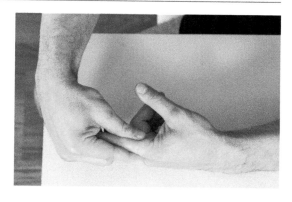

技术目标： 改善手指的活动性。向前滑行有助于手指屈曲，向后滑行有助于手指伸展。

注意： 当第2至第5掌指关节处于完全屈曲状态时，其处于紧张位。近端指骨间关节和远端指骨间关节的紧张位是屈曲伸展的。使关节在非紧张位上会令其运行更加自如。另外，牵引时的振荡动作可能会缓解疼痛。

跪姿屈髋外滑行

患者姿势： 身体前倾，一侧足置于静置的板凳或椅子上。

稳定机制： 患者用双手从两侧握住板凳或椅子。

松动术： 用一条床单或松动术专用带绕在患者的近端大腿/腹股沟上，并将其系在一个稳固的物体上。为了更加舒适，可以用一条毛巾或举重腰带垫在大腿内侧从而使大腿内侧与床单或松动术专用带隔开。要求患者通过将上身/躯干向地面屈曲从而实现屈髋，同时维持住床单或松动术专用带向外的牵引力。

技术目标： 促进无疼痛的屈髋运动。

注意： 不用外侧牵引也能开展该技术，不过，髋部可能需要进一步外展和外旋，以避免疼痛。

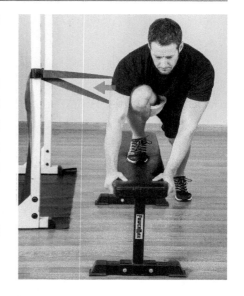

蹲姿屈髋外滑行

患者姿势： 半蹲在一个静止、稳定的物体旁边。

稳定机制： 患者的身体提供稳定支撑。

松动术： 用一条床单或松动术专用带绕在患者的近端大腿/腹股沟上，并将其系在一个稳固的物体上。为了更加舒适，可以用一条毛巾或举重腰带垫在大腿内侧从而使大腿内侧与床单或松动术专用带隔开。要求患者在耐受范围内下蹲，同时维持住床单或松动术专用带向外的牵引力。

技术目标： 促进无疼痛的下蹲运动。

注意： 可能需要调整床单或松动术专用带，以让其在患者的疼痛处产生所需的牵引（例如，患者在下蹲至接近平行于地面的位置时有疼痛感，那么松动术专用带可能需要设置在接近平行于地面的位置）。

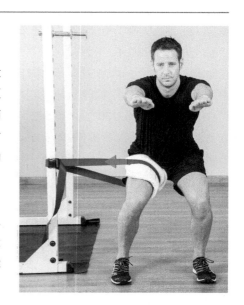

四点支撑式髋关节牵引

▶ 视频A.2展示了该技术。

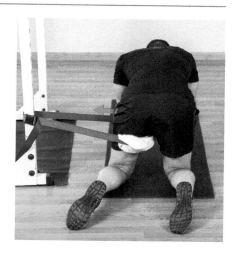

患者姿势： 跪在一个舒适的物体表面上。

稳定机制： 患者的身体提供稳定支撑。

松动术： 用一条床单或松动术专用带绕在患者的近端大腿/腹股沟上，并将其系在一个稳固的物体上。为了更加舒适，可以用一条毛巾或举重腰带垫在大腿内侧从而使大腿内侧与床单或松动术专用带隔开。患者在耐受范围内主动内旋髋部，同时维持住床单或松动术专用带向外的牵引力。

技术目标： 改善屈髋时的髋部内旋。

注意： 加大屈髋幅度和增加相关侧髋部的承重，可能会限制髋部内旋可达到的程度，但却可能是患者所需要的。

站姿屈髋髋部牵引

患者姿势： 站立，一侧足置于一个稳定的物体表面上，使髋部屈曲近90度。

稳定机制： 患者的身体提供稳定支撑。

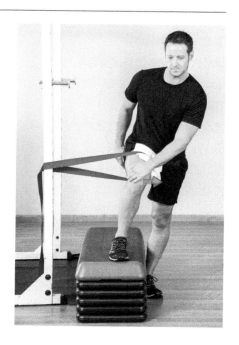

松动术： 用一条床单或松动术专用带绕在患者的近端大腿/腹股沟上，并将其系在一个坚实的静止物体上。为了更加舒适，可以用一条毛巾或举重腰带垫在大腿内侧从而使大腿内侧与床单或松动术专用带隔开。患者在耐受范围内，将髋部从屈曲位置拉至内收位置，同时维持住床单或松动术专用带向外的牵引力。

技术目标： 改善屈髋时髋部内收与内旋的受限。第二个目标是缓解髋部在该位置上的疼痛。

注意： 通过内收膝关节，髋部就会内旋。加大屈髋幅度和增加相关侧髋部的承重，可能会限制髋部内旋和内收可达到的程度，但却可能是患者所需要的。

直腿坐姿髌骨内侧与外侧滑行

患者姿势： 待治疗一侧腿伸直，保持坐姿，膝关节部位置于坚实或有衬垫的物体表面上，股四头肌放松。

稳定机制： 患者的腿提供稳定力量。

松动术： 患者用双手的拇指，向内侧或向外侧滑动髌骨。

技术目标： 通过牵拉表层带状的纤维组织，来改善受限的髌骨内侧滑行或外侧滑行。

注意： 在膝关节术后开展这一松动术显得颇为重要。

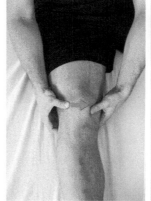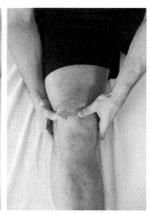

直腿坐姿髌骨向上与向下滑行

患者姿势： 待治疗一侧腿伸直，保持坐姿，膝关节部位置于坚实或有衬垫的表面上，股四头肌放松。

稳定机制： 患者的腿提供稳定力量。

松动术： 患者用双手的拇指，向上或向下滑动髌骨。

技术目标： 通过牵拉表层带状的纤维组织、股四头肌腱和髌骨肌腱，来改善受限的髌骨上滑行或下滑行。

注意： 在长时间固定或膝关节术后开展这一松动术显得颇为重要。

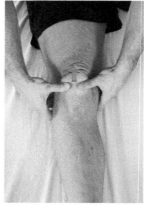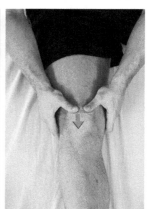

髌骨内侧与外侧倾斜

患者姿势： 待治疗一侧腿伸直，保持坐姿，膝关节部位置于坚实或有衬垫的物体表面上，股四头肌放松。

稳定机制： 患者的腿提供稳定力量。

松动术： 患者用双手的拇指，向内侧或向外侧倾斜髌骨。

技术目标： 通过牵拉表层带状的纤维组织，来改善受限的髌骨内侧倾斜或外侧倾斜。

注意： 在膝关节术后开展这一松动术显得颇为重要。对接受过髌骨外侧松弛术

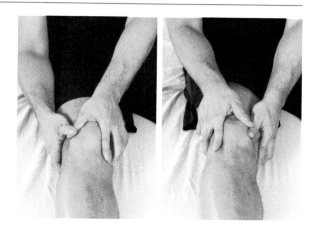

的患者或严重的髌股外侧高压综合征患者而言，这一松动术可能也会有所帮助。

胫骨承重旋转

患者姿势： 站立，受疼痛影响的那侧足置于凳子或椅子上。

稳定机制： 患者通过腿（置于凳子或椅子上）的重量起到稳定作用。

松动术： 患者用双手环抱住胫骨使其实现被动旋转，在内旋胫骨的同时屈膝，在外旋胫骨的同时伸膝。

技术目标： 通过主动屈伸膝关节来直接帮助患者开展功能性运动。

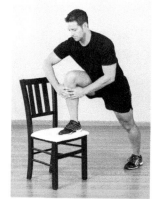
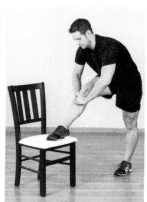

距小腿关节牵引

患者姿势：仰卧于地上，双肘撑地支起上身。

稳定机制：用一条松动术专用带以8字形绕在足踝上，并系在一个稳定的物体上。

松动术：患者上身远离松动术专用带绑住的足踝，直到足踝感受到一股细微的拉力。

技术目标：改善足踝处的整体活动性。

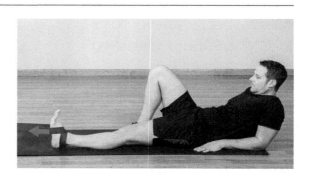

注意：可以在绳带下垫一条毛巾，减少绳带带来的不适感。

距骨向后滑行

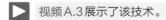 视频A.3展示了该技术。

患者姿势：站立，将待治疗足置于稳定的物体表面，具体视髋部的活动程度而定（对活动度不足或髋部疼痛的患者而言，凳子更加合适）。

稳定机制：用一根松动术专用带绕过足踝前部，并将其牢系在一件稳固的家具或一根竖立在地面之上的柱子上。

松动术：放好凳子的位置，使绳带不再松弛，足踝能感受到一股向后的拉力。

技术目标：促进足踝背屈。

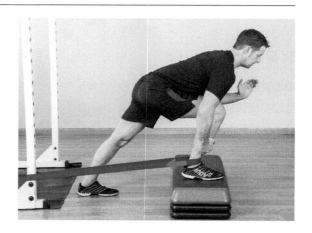

注意：足踝移动到背屈姿势将提升该技术的效果。

跟骨外滑行

患者姿势： 保持坐姿，接受松动术的足踝置于对侧大腿上。

稳定机制： 起稳定作用的手握住开展松动术的足踝前部。

松动术： 操作手握住跟骨后部，手掌施加向下的力，从而令跟骨产生外滑行。

技术目标： 促进距下关节外翻。

注意： 要确保患者明白，这种滑动是平移性质的，而非旋转性质的。

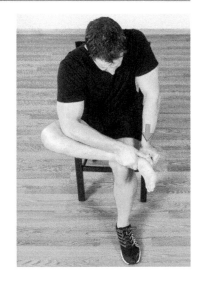

大足趾跖趾牵引

患者姿势： 保持坐姿，接受松动术的足置于对侧大腿上。

稳定机制： 起稳定作用的手握住远端跖骨，拇指置于背面上，其他手指置于底面上。

松动术： 操作手握住大足趾的近端趾骨，轻轻将其推离被固定住的跖骨，以此牵引第1跖趾关节。

技术目标： 该技术用于改善跖趾关节的整体活动性。另外，牵引时的振荡动作可能也会缓解疼痛。

注意： 可以以类似方式开展可操作的短幅冲刺动作松动术。

临床小贴士： 与上述大足趾跖趾牵引中的描述相类似的自我松动术，也适用于近远端关节处的其他足趾和手指。患

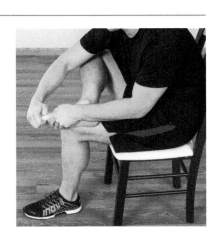

者应当要确保用一侧手稳定住近端（关节）部位，同时用另一侧手将远端部位从关节面处直接朝远端牵引。

参考文献

第1章

American Physical Therapy Association. *Guide to Physical Therapist Practice*.

Baeyens JP, Van Roy P, De Schepper A, Declercq G, Clarijs JP. Glenohumeral joint kinematics related to minor anterior instability of the shoulder at the end of the late preparatory phase of throwing. *Clin Biomech*. 2001; 16(9): 752–757.

Barak T, Rosen ER, Sofer R. Basic concepts of orthopaedic manual therapy. In: Gould JA, ed. *Orthopaedic and Sports Physical Therapy*, 2nd ed. St. Louis, MO: Mosby; 1990.

Bialosky JE, Bishop MD, Bialosky JE, et al. Spinal manipulative therapy has an immediate effect on thermal pain sensitivity in people with low back pain: a randomized controlled trial. *Phys Ther*. 2009; 89(12): 1292–1303.

Bishop MD, Beneciuk JM, George, SZ. Immediate reduction in temporal sensory summation after thoracic spinal manipulation. *Spine* 2011; 11(5): 440–446.

Bolton PS. The somatosensory system of the neck and its effect on the central nervous system. *J Manipulative Physiol Ther*. 1998; 21: 553–563.

Cannon JT, Prieto GJ, Lee A, et al. Evidence for opioid and non-opiod forms of stimulation produced analgesia in the rat. *Brain Res*. 1982; 243: 315–321.

Christian GH, Stanton GJ, Sissons D, et al. Immuno-reactive ACTH, beta-endorphin, and cortisol levels in plasma following spinal manipulative therapy. *Spine* 1988; 13: 141–147.

Colloca CJ, Keller TS, Harrison DE, Moore RJ, Gunzburg R, Harrison DD. Spinal manipulation force and duration affect vertebral movement and neuromuscular responses. *Clin Biomech*. 2006; 21: 254–262.

Coppieters MW, Alshami AM. Longitudinal excursion and strain in the median nerve during novel nerve gliding exercises for carpal tunnel syndrome. *J Orthop Res* 2007; 25: 972–980.

Coppieters MW, Butler DS. Do "sliders" slide and "tensioners" tension? An analysis of neurodynamic techniques and considerations regarding their application. *Man Ther*. 2007; 13(3): 213–221.

Coranoda RA, Gay CW, Bialosky JE, et al. Changes in pain sensitivity following spinal manipulation: a systematic review and meta-analysis. *J Electromyogr Kinesiol*. 2012; 22: 752–767.

Cross V, Leach CM, Fawkes CA, Moore AP. Patients' expectations of osteopathic care: a qualitative study. *Health Expect*. 2015; 18(5): 1114–1126.

Frankel VH, Burstein AH, Brooks DB. Biomechanics of internal derangement of the knee. Pathomechanics as determined by analysis of the instant centers of motion. *J Bone Joint Surg Am*. 1971; 53(5): 945–962.

Gal J, Herzog W, Kawchuk G, Conway PJ, Zhang YT. Movements of vertebrae during manipulative thrusts to unembalmed human cadavers. *J Manip Physiol Ther*. 1997; 20: 30–40.

George SZ, Bishop MD, Bialosky, JE, et al. Immediate effects of spinal manipulation on thermal pain sensitivity: an experimental study. *BMC Musculoskelet Disord*. 2006; 7: 68.

Groen GJ, Baljet B, Drukker J. Nerve and nerve plexuses of the human vertebral column. *Am J Anat*. 1990; 188: 282–296.

Hosobuchi Y, Adams JE, Linchitz R. Pain relief by electrical stimulation of the central gray matter in human and its reversal by naloxone. *Science* 1977; 197: 183–186.

Hsieh CY, Vicenzino B, Yang CH, Hu MH, Yang C. Mulligan's mobilization with movement for the thumb: a single case report using magnetic resonance imaging to evaluate the positional fault hypothesis. *Man Ther*. 2002; 7: 44–49.

Johnson AJ, Godges JJ, Zimmerman GJ, Ounanian LL. The effect of anterior versus posterior glide joint mobilization on external rotation range of motion in patients with shoulder adhesive capsulitis. *J Orthop Sports Phys Ther*. 2007; 37(3): 88–99.

Lewitt K. *Manipulative Therapy in Rehabilitation of the Local Motor System.* Boston, MA: Butterworth; 1985.

MacConaill MA, Basmajian JV. *Muscles and Movements: A Basis for Human Kinesiology*, Baltimore, MD: Williams and Wilkins; 1969.

Maher C, Latimer, J. Pain or resistance: the therapists' dilemma. *Aust J Physiother.* 1993; 38: 257–260.

McClure PW, Flowers KR. Treatment of limited shoulder motion: a case study based on biomechanical considerations. *Phys Ther.* 1992; 72(12): 929–936.

McLain RF, Pickar JG. Mechanoreceptor endings in human thoracic and lumbar facet joints. *Spine* 1998; 23: 168–173.

Reynolds DV. Surgery in the rat during electrical analgesia induced by focal brain stimulations. *Science* 1969; 164: 444–445.

Riley SP, Bialosky, J, Cote MP, Swanson, BT, Tafuto V, Sizer PS, Brismée JM. Thoracic spinal manipulation for musculoskeletal shoulder pain: Can an instructional set change patient expectation and outcome? *Man Ther.* 2015; 20(3): 469–474.

Rushton A, Beeton K, Jordaan R, Langendoen J, Levesque L, Maffey L, Pool J. *International Federations of Orthopaedic Manipulative Physical Therapists (IFOMPT): Educational Standards in Orthopaedic Manipulative Therapy.* IFOMPT; 2016.

Sammarco GJ, Burstein AH, Frankel, VH. Biomechanics of the ankle: a kinematic study. *Orthop Clin North Am.* 1973; 4(1): 75–96.

Sanders GE, Reinnert O, Tepe R, et al. Chiropractic adjustment manipulation on subjects with acute low back pain: visual analog scores and plasma beta-endorphin levels. *J Manip Physiol Ther.* 1990; 13: 391–395.

Tullberg T, Blomberg S, Branth B, Johnsson R. Manipulation does not alter the position of the sacroiliac joint. A roentgen stereophotogrammetric analysis. Spine 1998; 23: 1124–1128.

Vernon HT, Dhami MSI, Howley TP, et al. Spinal manipulation and beta-endorphin: a controlled study of the effects of a spinal manipulation on plasma beta-endorphin levels in normal males. *J Manip Physio Ther.* 1986; 9(2): 115–123.

Williams NH, Hendry M, Lewis R, et al. Psychological response in spinal manipulation (PRISM): a systematic review of psychological outcomes in randomized controlled trails. *Complement Ther Med.* 2007; 15(4): 271–283.

Wooden MH. Mobilization of the upper extremity. In: Donatelli R, Wooden MJ, eds. *Orthopaedic Physical Therapy*, New York, NY: Churchill Livingston; 1989.

Wright A. Hypoalgesic post-manipulative therapy: a review of a potential neurophysiological mechanism. *Man Ther.* 1995; 1: 11–16.

Yezierski RP. Somatosensory input to the periaqueductal gray: a spinal relay to a descending control center. In: Depaulis A, Bandler R, eds. *The Midbrain Periaqueductal Gray Matter.* New York, NY: Plenum Press; 1991.

第2章

Cyriax J. *Textbook of Orthopaedic Medicine, Volume 1: Diagnosis of Soft Tissue Lesions.* 6th ed. London, England: Bailliere Tindall; 1975: 76–77.

Dutton M: *Orthopedic Examination, Evaluation and Intervention.* New York, NY: McGraw–Hill; 2004.

Ernst E. Adverse effects of spinal manipulation: a systematic review. *J R Soc Med.* 2007; 100(7): 330–338.

Hayes KW, Petersen C, Falconer J. An examination of Cyriax's passive motion tests with patients having osteoarthritis of the knee. *Phys Ther.* 1994; 74: 697–708.

Maitland GD, Hengeveld E, Banks K., eds. G. *Maitland's peripheral manipulation.* 4th ed. Oxford, UK: Butterworth-Heinemann; 2005.

Pentelka L, Hebron C, Shapleski R, Goldshtein I. The effect of increasing sets (within one treatment session) and different set durations (between treatment sessions) of lumbar spine posteroanterior mobilisations on pressure pain thresholds. *Man Ther.* 2012; 17(6): 526–30.

Puentedura EJ, O'Grady WH. Safety of thrust joint manipulation in the thoracic spine: a systematic review. *J Man Manip Ther.* 2015;23(3): 154–161.

Reiman MP. *Orthopedic clinical examination.* Champaign, IL: Human Kinetics; 2016.

Snodgrass SJ, Rivett DA, Robertson VJ. Manual forces applied during posterior-to-anterior spinal mobilization: a review of the evidence. *J Manipulative Physiol Ther.* 2006; 29(4): 316–329.

Stevinson J, Ernst E. Risks associated with spinal manipulation. *Am J Sports Med*. 2002; 112(7): 566–571.

第3章

Armijo-Olivo S, Pitance L, Singh V, Neto F, Thie N, Michelotti A. Effectiveness of manual therapy and therapeutic exercise for temporomandibular disorders: systematic review and meta-analysis. *Phys Ther*. 2016; 96(1): 9–25.

Calixtre LB, Moriera RF, Franchini GH, Alburquerque-Sendin F, Oliveira, AB. 2015. Manual therapy for the management of pain and limited range of motion in subjects with signs and symptoms of temporomandibular disorder: a systematic review of randomised controlled trials. *J Oral Rehab*. 2015; 42(11): 847–861.

Crane PL, Feinberg L, Morris J. A multimodal physical therapy approach to the management of a patient with temporomandibular dysfunction and head and neck lymphedema: a case report. *J Man Manip Ther*. 2015; 23(1): 37–42.

Martins WR, Blasczyk JC, Aparecida Furlan de Oliveira M, et al. Efficacy of musculoskeletal manual approach in the treatment of temporomandibular joint disorder: a systematic review with meta-analysis. *Man Ther*. 2016; 21: 10–17.

第4章

Blauvelt CT, F.R.T. A *Manual of Orthopaedic Terminology*. 5th ed. St Louis, MO: Mosby; 1994.

Blanpied PR, Gross AR, Elliott JM, et al. Neck Pain: Revision 2016. Clinical practice guidelines linked to the international classification of functioning, disability, and health from the orthopedic section of the American physical therapy association. *J Orthop Sports Phys Ther*. 2016; 46: A1–A83.

Bogduk N, Mercer S. Biomechanics of the cervical spine. I: normal kinematics. *Clin Biomech*. 2000; 15: 633.

Dvorak J, Panjabi M. Functional anatomy of the alar ligaments. *Spine* 1987; 12: 183.

Koebke J, Brade H. Morphological and functional studies on the lateral joints of the first and second cervical vertebrae in man. *Anat Embryol (Berl)*. 1982; 164: 265–275.

Mercer, SR, Bogduk N. The joints of the cervical vertebral column. *J Orthop Sports Phys Ther*. 2001; 31: 174–182.

Panjabi M, Crisco JJ, Vasavada A. Mechanical properties of the human cervical spine as shown by three-dimensional load-displacement curves. *Spine* 1982; 26: 2692–2700.

Panjabi M, Oda T, Crisco J, Dvorak J, Grob D. Posture affects motion coupling patterns of the upper cervical spine. *J Orthop Res*. 1993; 11: 525–536.

Penning L. Normal movements of the cervical spine. *Am J Roentgenol*. 1978; 130: 317–326.

Reiman MP. *Orthopedic Clinical Examination*. Champaign, IL: Human Kinetics; 2016.

White AA, Johnson RM, Panjabi MM, et al. Biomechanical analysis of clinical stability in the cervical spine. *Clin Ortho*. 1975; 109: 85–96.

Wong JJ, Shearer HM, Mior S, et al. Are manual therapies, passive physical modalities, or acupuncture effective for the management of patients with whiplash-associated disorders or neck pain and associated disorders? An update of the bone and joint decade task force on neck pain and its associated disorders by the optima collaboration. *Spine* 2016; 16(12): 1598–1630.

第5章

Bautmans I, Van Arken J, Van Mackelenberg M, Mets T. Rehabilitation using manual mobilization for thoracic kyphosis in elderly postmenopausal patients with osteoporosis. *J Rehab Med*. 2010; 42(2): 129–135.

Martinez-Segura R, De-la-Llave-Rincón AI, Ortega-Santiago R, Cleland JA, Fernández-de-Las-Peñas C. Immediate changes in widespread pressure pain sensitivity, neck pain, and cervical range of motion after cervical or thoracic thrust manipulation in patients with bilateral chronic mechanical neck pain: a randomized clinical trial. *J Orthop Sports Phys Ther*. 2012; 42(9): 806–814.

Strunce JB, Walker MJ, Boyles RE, Young BA. The immediate effects of thoracic spine and rib manipulation on subjects with primary complaints of shoulder pain. *J Man Manip Ther*. 2009; 17(4): 230–236.

Walser R, Meserve BB, Boucher TR. The effectiveness of thoracic spine manipulation for the management of musculoskeletal conditions: a systematic review and meta-analysis of randomized clinical trials. *J Man Manip Ther*. 2009; 17(4): 237–246.

第6章

Bronfort G, Haas M, Evans RL, Bouter LM. Efficacy of spinal manipulation and mobilization for low back pain and neck pain: a systematic review and best evidence synthesis. *Spine* 2004; 4(3): 335–356.

Kamali F, Shokri E. The effect of two manipulative therapy techniques and their outcome in patients with sacroiliac joint syndrome. *J Body Mov Ther*. 2012; 16(1): 29–35.

Leininger B, Bronfort G, Evans R, Reiter T. Spinal manipulation or mobilization for radiculopathy: a systematic review. *Phys Med Rehabil Clin N Am*. 2011; 22(1): 105–125.

Powers CM, Beneck GJ, Kulig K, Landel RF, Fredericson M. Effects of a single session of posterior-to-anterior spinal mobilization and press-up exercise on pain response and lumbar spine extension in people with nonspecific low back pain. *Phys Ther*. 2008; 88(4): 485–493.

Slaven EJ, Goode AP, Coronado RA, Poole C, Hegedus EJ. The relative effectiveness of segment specific level and nonspecific level spinal joint mobilization on pain and range of motion: results of a systematic review and meta-analysis. *J Man Manip Ther*. 2013; 21(1): 7–17.

第7章

Camarinos J., Marinko L. Effectiveness of manual physical therapy for painful shoulder conditions: a systematic review. *J Man Manip Ther*. 2010; 17(4): 206–215.

Desjardins-Charbonneau A, Roy JB, Dionne CE, Fremont P, MacDermid JC, Desmeules F. The efficacy of manual therapy for rotator cuff tendinopathy: A systematic review and meta-analysis. *J Orthop Sports Med*. 2015; 45(5): 330–350.

Gebremariam L, Hay EM, van der Sande R, Rinkle WD, Koes BW, and Huisstede BMA. Subacromial impingement syndrome—effectiveness of physiotherapy and manual therapy. *Br J Sports Med*. 2014; 48: 1202–1208.

Noten S, Meeus M, Stassigns G, Glabbeek FV, Verborgt O, and Struyf F. Efficacy of different types of mobilization techniques in patients with primary adhesive capsulitis of the shoulder: a systematic review. *Arch Phys Med Rehab*. 2016; 97: 815–825.

Page MJ, Green S, Kramer S, et al. Manual therapy and exercise for adhesive capsulitis (frozen shoulder). *Cochrane Database of Systematic Rev*. 2014; 8.

第8章

Heisier R, O'Brien, VH, Schwartz DA. The use of joint mobilization to improve clinical outcomes in hand therapy: A review of the literature. *J Hand Ther*. 2013; 26: 297–311.

Lin F, Kohli N, Perlmutter S, Lim D, Nuber GW, Makhsous M. Muscle contribution to elbow joint valgus stability. *J Shoulder Elbow Surg*. 2017; 16: 795–802.

Park MC, Ahmad CS. Dynamic contributions of the flexor pronator mass to elbow valgus stability. *J Bone Joint Surg Am*. 2004; 86: 2268–2274.

第9章

Coyle J, Robertson V. Comparison of two passive mobilizing techniques following Colles' fracture: A multielement design. *Man Ther*. 1998; 3(1): 34–41.

Randall T, Portney L, Harris B. Effects of joint mobilization on joint stiffness and active motion of the metacarpal-phalangeal joint. *J Orthop Sports Phys Ther*. 1992; 16(1): 30–36.

Tal-Akabi A, Rushton A. An investigation to compare the effectiveness of carpal bone mobilisation and neurodynamic mobilisation as methods of treatment for carpal tunnel syndrome. *Man Ther*. 2000; 5(4): 214–222.

Villafañe JH, Cleland J, Fernández-de-Las-Peñas C. The Effectiveness of a Manual Therapy and Exercise Protocol in Patients With Thumb Carpometacarpal Osteoarthritis: A Randomized Controlled Trial. *J Orthop Sports Phys Ther*. 2013; 43(4): 204–213.

第10章

Bennell KL, Egerton T, Martin J, et al. Effect of physical therapy on pain and function in patients with hip osteoarthritis: a randomized clinical trial. *Jama* 2014; 311(19): 1987–1997.

Beumer L, Wong J, Warden SJ, Kemp JL, Foster P, Crossley KM. Effects of exercise and manual therapy on pain associated with hip osteoarthritis: a systematic review and meta-analysis. *Br J Sports Med*. 2016; 50(8): 458–463.

Diamond LE, Dobson FL, Bennell KL, Wrigley TV, Hodges PW, Hinman RS. Physical impairments and activity limitations in people with femoroacetabular impingement: a systematic review. *Br J Sports Med*. 2015; 49(4):230–242.

Enseki K, Harris–Hayes M, White DM, et al. Nonarthritic hip joint pain. *J Orthop Sports Phys Ther*. 2014; 44(6): A1–32.

Hoeksma HL, Dekker J, Ronday HK, et al. Comparison of manual therapy and exercise therapy in osteoarthritis of the hip: a randomized clinical trial. *Arthritis Rheumatol*. 2004; 51(5): 722–729.

Pinto D, Robertson MC, Hansen P, Abbott JH. Economic evaluation within a factorial-design randomised controlled trial of exercise, manual therapy, or both interventions for osteoarthritis of the hip or knee: study protocol. *BMJ Open* 2011; 1(1): e000136.

Reiman MP, Matheson JW. Restricted hip mobility: clinical suggestions for self-mobilization and muscle re-education. *Int J Sports Phys Ther*. 2013; 8(5): 729–740.

Romeo A, Parazza S, Boschi M, Nava T, Vanti C. Manual therapy and therapeutic exercise in the treatment of osteoarthritis of the hip: a systematic review. *Reumatismo* 2013; 65(2): 63–74.

Sampath KK, Mani R, Miyamori T, Tumilty S. The effects of manual therapy or exercise therapy or both in people with hip osteoarthritis: A systematic review and meta-analysis. *Clin Rehabil*. 2015; 30(12): 1141–1155.

Wright AA, Hegedus EJ, Taylor JB, Dischiavi SL, Stubbs AJ. Non-operative management of femoroacetabular impingement: A prospective, randomized controlled clinical trial pilot study. *J Sci Med Sport*. 2016; 19(9): 716–721.

第11章

Abbott FH, Robertson MC, Chapple C, et al. Manual therapy, exercise therapy, or both, in addition to usual care, for osteoarthritis of the hip or knee: a randomized controlled trial. 1: clinical effectiveness. *Osteoarthr Cartil*. 2013; 21: 525–534.

Deyle GD, Allison SC, Matelel RL, et al. Physical therapy treatment effectiveness for osteoarthritis of the knee: A randomized comparison of supervised clinical exercise and manual therapy procedures versus a home exercise program. *Phys Ther*. 2005; 85: 1301–1317.

Deyle GD, Gill NW, Allison SC, Hando BR, Rochino, DA. Knee OA: Which patients are unlikely to benefit from manual PT and exercise? *J Fam Pract*. 2012; 61: E1–E8.

Hunt MA, Di Ciacca SR, Jones IC, Padfield B, Birmingham TB. Effect of anterior tibiofemoral glides on knee extension during gait in patients with decreased range of motion after anterior cruciate ligament reconstruction. *Physiother Can*. 2010; 62: 235–241.

Silvernail JL, Gill NW, Tehyen DS, Allison SC. Biomechanical measures of knee joint mobilization. *J Man Manip Ther*. 2011; 19: 162–171.

第12章

Cruz-Diaz D, Lomas VR, Osuna-Perez MC, Hita-Contreras F, Marinez-Amat A. Effects of joint mobilization on chronic ankle instability: a randomized controlled trial. *Disabil Rehabil*. 2015; 37(7): 601–610.

Denegar CR, Hertel J, Fonseca J. The effect of lateral ankle sprain on dorsiflexion range of motion, posterior talar glide, and joint laxity. *J Orthop Sports Phys Ther*. 2002; 32(4): 166–173.

Hoch MC, McKeon, PO. The effectiveness of mobilization with movement at improving dorsiflexion after ankle sprain. *J Sport Rehabil*. 2010; 19(2): 226–232.

Irwin TA. Tendon injuries of the foot and ankle. In: Miller MD, SR Thompson, eds. *DeLee and Drez's Orthopaedic Sports Medicine*. 4th ed. Philadelphia, PA: Elsevier Saunders; 2014: 1408–1427.

Landrum EL, Kelln CB, Parente WR, Ingersoll CD, Hertel J. Immediate effects of anterior-to-posterior talocrural joint mobilization after prolonged ankle mobilization: a preliminary study. *J Man Manip Ther*. 2008; 16(2): 100–105.

Loudon JK, Reiman MP, Sylvain J. The efficacy of

manual joint mobilisation/manipulation in treatment of lateral ankle sprains: a systematic review. *Br J Sports Med*. 2014; 48(5): 365–370.

Vicenzino B, Branjerdporn M, Teys P, Jordan K. Initial changes in posterior talar glide and dorsiflexion of the ankle after mobilization with movement in individuals with recurrent ankle sprain. *J Orthop Sports Phys Ther* 36. 2006(7): 464–471.

Whitman JM, Cleland JA, Mintken PE. Predicting short term response to thrust and nonthrust manipulation and exercise in patients post inversion ankle sprain. *J Orthop Sports Phys Ther*. 209; 39(3): 188–200.

第13章

Brantingham J, Guiry S, Kretzmann H, Globe G, Kite V. A pilot study of the efficacy of a conservative chiropractic protocol using graded mobilization, manipulation and ice in the treatment of symptomatic hallux abductovalgus bunions. *Clin Chiropr*. 2005; 8: 117–133.

Celik D, Kus G, Sirma SO. Joint mobilization and stretching exercise vs. steroid injection in the treatment of plantar fasciitis: A randomized controlled study. *Foot Ankle Int*. 2016; 37(2): 150–156.

Cleland JA, Abbott JH, Kidd MO, et al. Manual physical therapy and exercise versus electrophysical agents and exercise in the management of plantar heel pain. A multicentered randomized clinical trial. *J Orthop Sports Phys Ther*. 2009; 39(8): 573–585.

Govender N, Kretzmann H, Price J, Brantingham J, Globe G. A single-blinded randomized placebo-controlled clinical trial of manipulation and mobilization in the treatment of Morton's neuroma. *J Am Chiropr Assoc*. 207; 44: 9–18.

Jennings J, Davies G. Treatment of cuboid syndrome secondary to lateral ankle sprains: a case series. *J Orthop Sports Phys Ther*. 2005; 35(7): 409–415.

Petersen S, Brantingham J, Kretzmann H. The efficacy of chiropractic adjustment in the treatment of primary metatarsalgia. *Eur J Chiropr*. 2003; 49: 267–279.

Shamus J, Shamus E, Gugel RN, Brucker BS, Skaruppa C. The effect of sesamoid mobilization, flexor hallucis strengthening, and gait training on reducing pain and restoring function in individuals with hallux limitus: a clinical trial. *J Orthop Sports Phys Ther*. 2004; 34(7): 368–376.

Shasua A, Flechter S, Avidan L, Ofir D, Melayev A, Kalichman L. The effect of additional ankle and midfoot mobilizations on plantar fasciitis: a randomized controlled trial. *J Orthop Sports Phys Ther*. 2015; 45(4): 265–272.

作者简介

罗伯特·C.曼斯克（Robert C.Manske），PT，DPT，MPT，MEd，SCS，ATC，CSCS，是在堪萨斯州威奇托市威奇托州立大学教授博士理疗课程的一名教授。1991年，他从威奇托州立大学毕业，获得体育学学士学位。1994年，他获得理疗学硕士学位。2000年，他又获得了体育教育学硕士学位。2006年，他获得了马萨诸塞州健康职业总局颁发的高级私人教练资格。

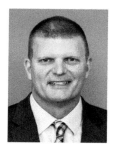

罗伯特·C.曼斯克
此照片由珍妮弗·E.塞尔索提供

自2002年以来，曼斯克陆续成为美国理疗协会理事会认证的运动理疗师，美国国家体能协会认证的体能训练专家，以及运动员教练认证委员会认可的认证运动员教练。他担任过两届美国理疗协会运动理疗部的副主席。由于他对当地、州和国家作出的卓越教育贡献，他被授予了不计其数的奖项，其中包括2007年美国理疗协会运动理疗部颁发的杰出教育奖，以及2018年的荣·佩顿奖（Ron Peyton Award）。

曼斯克出版和发表过多本（篇）与矫形和运动康复有关的书、文章和家庭学习课程，他还参与了9本涉及矫形和运动各方面内容的书的编辑工作。他是《国际运动理疗杂志》（*International Journal of Sports Physical Therapy*）的副编辑，是《矫形与运动理疗期刊》（*Journal of Orthopedic and Sports Physical Therapy*）《运动健康、体育训练与运动保健》（*Sports Health, Athletic Training and Sports Health Care*）《运动中的理疗》（*Physical Therapy in Sports*），以及《美国运动医学杂志》（*American Journal of Sports Medicine, AJSM*）的审稿专家。在2005～2007年和2011～2017年，他是《美国运动医学杂志》的主要评审员。

在美国理疗协会、美国国家运动员教练协会和美国国家体能协会的全国和州级大会上，曼斯克曾经多次发表演讲。他除了完成在校教学工作，还在维亚·克里斯提健康机构担任理疗师和运动员教练，堪萨斯大学医学中心康复科学系担任助教，并为维亚·克里斯提家庭实践运动医学住院医师实习计划提供助教服务。

B.J.莱哈卡（B.J.Lehecka），DPT，是堪萨斯州威奇托市威奇托州立大学健康职业学院理疗系的一名助理教授。在威奇托州立大学，莱哈卡所教授的课程涉及髋部和脊柱的姿势、步态、本体感受神经肌肉功能、肌肉骨骼评估，以及对肌肉骨骼病变的治疗。2016年，鉴于他在教学上的杰出贡献，威奇托州立大学授予他罗登伯格杰出教学奖。

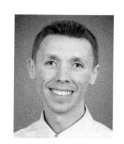

B.J.莱哈卡

莱哈卡在期刊上发表过多篇经过同行评审的文章，参与了多本书与多篇文章的写作和编辑工作，还出席过各种州级、国家级和国际会议。2006年，他在堪萨斯州立大学获得人体运动学学士学位。2009年，他又在威奇托州立大学获得了理疗学博士学位。莱哈卡在自己所在的社区担任理疗师，他还是落基山运动职业大学的博士生。

迈克尔·P.雷曼（Michael P. Reiman），PT，DPT，MEd，DCS，SCS，ATC，FAAOMPT，CSCS，是位于北卡罗来纳州达勒姆的杜克大学医学中心社区与家庭实践系的副教授。他同时也是杜克大学医学中心手动疗法研究生课程的临床教学组人员之一。雷曼发表了50多篇论文在经过同行评审的期刊上，还出版了10本书和3套家庭学习课程。他和罗伯特·C.曼斯克合著了《人类（运动）表现功能测试》（*Functional Testing in Human Performance*）（人类运动出版社，2009年）一书。许多国家级、地区级会议都曾邀请他出席。

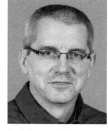

迈克尔·P.雷曼
©人类运动出版社

雷曼是下列组织的成员：美国理疗协会、美国矫形手动理疗师协会、堪萨斯州理疗协会、美国国家运动员教练协会、美国国家体能协会，以及阿尔法·埃塔协会。他是《理疗杂志》（*Journal of Physical Therapy*）的副编辑，还是《国际运动理疗杂志》（*International Journal of Sports Physical Therapy*）和《运动康复期刊》（*Journal of Sport Rehabilitation*）的编辑委员会成员。他还担任下列杂志（期刊）的评审工作：《英国运动医学杂志》（*British Journal of Sports Medicine*）《运动学与医学期刊》（*Journal of Sports Science and Medicine*）《物理治疗理论与实践》（*Physiotherapy Theory and Practice*）《运动康复期刊》（*Journal of Sport Rehabilitation*）《手动与推拿疗法期刊》（*Journal of Manual and Manipulative Therapy*）《矫形与运动理疗杂志》（*Journal of Orthopaedic and Sports Physical Therapy*）《临床解剖学》（*Clinical Anatomy*），以及《体育训练杂志》（*Journal of Athletic Training*）。

雷曼是一级田径教练和一级奥林匹克举重俱乐部教练。他还在堪萨斯州威奇托的弗兰兹大学女子排球队，以及威奇托的纽曼大学男女排球队担任体能训练专家。

雷曼居住在希尔斯伯勒（Hillsborough）。他享受与家人共度良辰，喜欢在附近的山上远足，与孩子们一起开展水上滑板运动。

珍妮丝·K.劳登（Janice K. Loudon），PT，PhD，SCS，ATC，CSCS。她在临床运动医学方面有超过30年的经验，并担任了20多年的理疗导师。劳登博士之前曾经是杜克大学和堪萨斯城堪萨斯大学医学中心的副教授。

劳登博士是得到委员会认证的运动理疗师、经过认证的运动员教练，还是得到认证的体能训练专家。她是美国国家运动员教练协会和美国理疗协会的成员。她还担任美国理疗协会运动理疗部家庭学习课程的副主编一职。

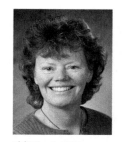

劳登在经过同行评审的期刊上发表过多篇论文，在多本书中撰写过内容，还是《临床机制与人体运动学》（*Clinical Mechanics and Kinesiology*）（人类运动出版社，2013年）和两个版本《临床矫形评估指导》（*The Clinical Orthopedic Assessment Guide*）（人类运动出版社，1998年与2008年）的作者之一。她经常出席各种相关的国家级、州级和地区级会议。

珍妮丝·k.劳登

劳登住在堪萨斯州的奥弗兰帕克。在业余时间，她喜欢远足、骑车、干园艺活儿，以及为堪萨斯捷鹰（篮球）队助威。

译者简介

王悦，北京体育大学运动康复系学士，清华大学教育学硕士，美国南加州大学运动机能学硕士与物理治疗博士；获得2020年度美国南加州大学Joanne Gronley物理治疗系研究奖；被授予美国南加州大学2021年物理治疗系金手杖勋章；获得2021年美国杰出物理治疗博士生荣誉奖。

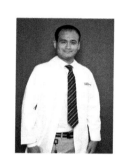

韩照岐，主任医师，中国游泳协会科研委员会委员，中国健康促进基金会骨病专项基金运动损伤康复工作委员会委员，中国营养学会注册营养师，浙江省"十三五"重大科技研发攻关和成果转化应用咨询专家；2005年被评为"全国体育科学先进工作者"，2012年获浙江省体育局"伦敦奥运会突出贡献"奖，分别于2013年、2016年、2017年荣立浙江省人民政府个人二等功3次；从事运动医学工作36年余，积累了丰富的临床和实践经验，在游泳专项训练伤病防治和科研攻关方面尤为突出，深受运动员及教练员的好评与信任；任职以来主持国家级科研项目1项，作为主要成员参与国家级科研项目3项，主持省部级课题5项；公开发表学术论文10余篇；正式出版本专业学术专著1部、编著2部，译著2部。

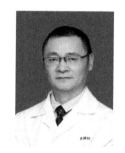